Belle Sharvani

Eficácia da terapia com mímica e da terapia convencional na paralisia de Bell

Belle Sharvani

Eficácia da terapia com mímica e da terapia convencional na paralisia de Bell

ScienciaScripts

Imprint

Any brand names and product names mentioned in this book are subject to trademark, brand or patent protection and are trademarks or registered trademarks of their respective holders. The use of brand names, product names, common names, trade names, product descriptions etc. even without a particular marking in this work is in no way to be construed to mean that such names may be regarded as unrestricted in respect of trademark and brand protection legislation and could thus be used by anyone.

Cover image: www.ingimage.com

This book is a translation from the original published under ISBN 978-620-2-05680-9.

Publisher:
Sciencia Scripts
is a trademark of
Dodo Books Indian Ocean Ltd. and OmniScriptum S.R.L publishing group

120 High Road, East Finchley, London, N2 9ED, United Kingdom
Str. Armeneasca 28/1, office 1, Chisinau MD-2012, Republic of Moldova, Europe
Printed at: see last page
ISBN: 978-620-8-01942-6

Copyright © Belle Sharvani
Copyright © 2024 Dodo Books Indian Ocean Ltd. and OmniScriptum S.R.L publishing group

Índice:

RECONHECIMENTO

Agradeço ao meu Deus Todo-Poderoso que lançou os alicerces do conhecimento, que tem sido a minha fonte de força, esperança e inspiração e que me guia em todas as minhas acções.

Tenho o privilégio de exprimir a minha gratidão e agradecimento à minha orientadora, **Meghana Palkade** MPT, pelo seu encorajamento e orientação ao longo de todo o trabalho, que foram de grande valor para a conclusão bem sucedida deste estudo.

Estou grato ao **Dr. Manjunath H., M.P.T., Diretor, Florence College of Physiotherapy** por ter disponibilizado tempo e assistência valiosos para o meu estudo de investigação.

Estou sinceramente grato à minha co-orientadora, **BEENA P.O, M.P.T**, professora assistente, pelo apoio atempado e pela ajuda preciosa.

Gostaria de agradecer e dedicar este trabalho ao meu pai, **Sr. B. Praveen Kumar**, à minha mãe, Prafulla, e à minha irmã, Ankita, e de agradecer eternamente o amor e o apoio do meu marido, Dr. Avinash Rao, Aaruhi, Umesh rao, prajwala, para o meu estudo.

Nenhum reconhecimento estaria completo sem expressar a minha gratidão para com os meus sujeitos que participaram neste estudo.

RESUMO

OBJECTIVOS:

O objetivo do estudo é determinar a eficácia da Mímica Terapêutica e da terapia convencional em conjunto e de outro grupo apenas com terapia convencional na melhoria das funções faciais de doentes com paralisia de Bell.

ANTECEDENTES:

A paralisia de Bell é descrita como uma paresia periférica do nervo facial. É uma doença do neurónio motor inferior do nervo facial (VII nervo craniano) caracterizada por fraqueza muscular facial periférica unilateral aguda inervada pelo nervo facial. Ocorre devido à compressão do sétimo nervo craniano, resultando numa paralisia hemifacial devido à não-funcionalidade do nervo.

A fisioterapia pode ser benéfica no caso da paralisia de Bell, uma vez que ajuda a manter o tónus muscular dos músculos faciais afectados e a estimular o nervo facial. É importante que seja implementada antes da recuperação para ajudar e prevenir contraturas permanentes dos músculos faciais paralisados.

A mimeoterapia é uma arte performativa que se baseia na expressão para comunicar sem falar. O objetivo da mímica é melhorar a simetria das caraterísticas faciais e aumentar a força voluntária dos músculos para ajudar os doentes a recuperar a expressão e o controlo dos seus músculos faciais. A combinação de mímica e fisioterapia visa promover a simetria da face em repouso e durante o movimento para controlar a sincinesia.

A terapia convencional é um método de tratamento que inclui estimulação eléctrica, técnicas de tapping e modalidades de calor. A estimulação eléctrica estimula (EMS) os músculos, os nervos ou uma combinação de ambos.

Assim, o tratamento correto da paralisia de Bell é importante e este estudo pretende analisar a eficácia da terapia Mímica juntamente com a terapia convencional versus a terapia convencional na paralisia de Bell.

MÉTODOS:

- Foram selecionados 30 indivíduos com paralisia dos sinos, de ambos os sexos, com idades compreendidas entre os 20 e os 40 anos, divididos igualmente em dois grupos, nomeadamente o Grupo A e o Grupo B. Cada grupo terá quinze participantes. Após a recolha dos dados demográficos, procedeu-se à avaliação e verificou-se a pontuação pré-tratamento utilizando a escala de classificação facial de Sunny Brook.

- O Grupo A recebeu primeiro a terapia Mímica seguida de estimulação eléctrica que inclui: Primeiro, exercícios de alongamento do lado afetado.

  : Em segundo lugar, os participantes foram ensinados a massajar o rosto.

  : Em terceiro lugar, exercícios específicos de expressão facial ensinados com variações de amplitude e velocidade usando um espelho para feedback.

  : Simultaneamente, são ensinadas técnicas de relaxamento ao paciente

- O grupo B recebeu apenas terapia convencional de corrente contínua interrompida (C.C.I.) com duração de impulso de 100ms, 90 contracções dadas a cada músculo em 3 sessões e 10 contracções dadas a cada tronco do nervo facial. A estimulação eléctrica será administrada aos doentes uma vez por dia, seis dias por semana, durante um período de quatro semanas. O tratamento será efectuado durante 30 a 40 minutos por sessão.

Os dados (medidas da função facial) foram registados antes da intervenção (pré-teste) e no final da quarta semana (pós-teste) e analisados estatisticamente.

RESULTADOS:

A análise com o teste Q de Mann Whitney revelou que existe uma melhoria estatisticamente significativa ($p < 0,05$) na função facial entre os grupos. A análise comparativa utilizando o teste de classificação de sinais de Willcoxn para o teste de comparação pré e pós verificou que existe uma melhoria na função facial com a terapia de mímica e a terapia convencional em conjunto.

INTRODUÇÃO

O rosto é a imagem da alma". A simetria facial é um fator determinante da atratividade facial, sendo um marcador de boa saúde e influencia a atração interpessoal. (Fink e Penton-Voak 2002, Heymans 2005).[1,2] O rosto humano comunica um número impressionante de sinais visuais. A atratividade facial é consistente em todos os estudos, mesmo entre culturas. A paralisia do nervo facial pode afetar dramaticamente muitos atributos da qualidade de vida geral de um doente. O rosto humano é um ponto focal de expressão e de comunicação interpessoal, pelo que o doente com paralisia facial sofre não só as consequências funcionais da perturbação do movimento facial, mas também o impacto psicológico da distorção da aparência facial.[2]

[th]A paralisia de Bell deve o seu nome a Sir Charles Bell, que foi considerado o primeiro a descrever a paralisia facial idiopática no início do século XX. Sir Charles Bell descreveu pela primeira vez uma doença que causa fraqueza ou paralisia dos músculos faciais. O termo paralisia de Bell é aceite em muitos países anglo-americanos para descrever uma paresia periférica do nervo facial. A paralisia de Bell é uma doença do neurónio motor inferior do nervo facial (VII nervo craniano) caracterizada por uma fraqueza facial periférica unilateral aguda que envolve os músculos inervados pelo nervo facial. A paralisia de Bell é também conhecida como paralisia facial, afectando normalmente um dos lados da face - devido a uma lesão do nervo facial ou devido à compressão do sétimo nervo craniano (paralisia hemifacial).[3] Alguns autores sugerem que a isquémia (devido a perturbações da circulação nos vasa nervorum) leva à lesão do nervo na paralisia de Bell. Outras causas sugeridas são a etiologia viral devida ao Herpes Simplex. Herpes Zoster ou vírus Epstein - Barr, exposição ao frio, infecções do ouvido médio, cirurgias dentárias e otorrinolaringológicas e traumatismos.[4]

O nervo facial, com origem no cérebro (na ponte), controla os músculos da testa, do pescoço e das expressões faciais. Os sinais electroquímicos enviados do cérebro para estes músculos viajam ao longo do nervo facial. Se o nervo facial for interrompido, os sinais não conseguem chegar a estes músculos. Dependendo do número de fibras nervosas envolvidas no nervo facial, a metade afetada da face sofre de fraqueza muscular ou paralisia, o que é conhecido como paralisia de Bell. O espasmo vascular também provoca um inchaço do nervo no canal de Falópio e um edema compressivo secundário (Miehlke et al. 1981). É também responsável pela "perceção do volume do som". Qualquer tipo de traumatismo do nervo facial provoca a paralisia de Bell.[5]

A paralisia de Bell é responsável por cerca de metade das paralisias periféricas do nervo facial, com uma incidência de cerca de 20 por 100 000 adultos por ano nos países ocidentais (Adour et al 1978, Peitersen 1982, Devriese et al 1990) ou 1/60 pessoas ao longo da vida. Os inquéritos revelam valores de incidência anual de 15-40 por 100 000 indivíduos na população em geral.[6] A doença afecta tanto homens como mulheres e não tem uma afinidade especial por um dos lados da face. Mas os estudos mostram que a paralisia de Bell tem um pico de incidência entre os 15 e os 40 anos de idade). As pessoas que sofrem de paresia do nervo facial podem ser encaminhadas para fisioterapeutas, uma vez que as opções do médico estão limitadas a tratamentos invasivos, como a injeção de toxina botulínica A e a reconstrução cirúrgica (Beurskens et al 2005). A recuperação completa da função facial na paralisia de Bell ocorre em 70% das pessoas no prazo de três meses (Peitersen 1994), sendo que cerca de 30% das pessoas continuam a sofrer de assimetria facial em repouso e durante o movimento, bem como de sincinesia. Acredita-se geralmente que a recuperação espontânea do nervo facial continua até cerca dos nove meses.[5] É necessário um tratamento precoce (no prazo de 3 dias após o início) para que a terapêutica seja eficaz. Os esteróides demonstraram ser mais eficazes na melhoria da recuperação do que os antivirais.

Os sintomas da paralisia de Bell começam geralmente de repente e atingem o seu pico em 48 horas. Os sintomas variam de pessoa para pessoa e podem variar em termos de gravidade, desde uma ligeira fraqueza até à paralisia total.[7]

Sintomas da paralisia de Bell (LMN) [3]

- Perda das rugas da testa e incapacidade de franzir a testa
- Sobrancelha caída e incapacidade de levantar a sobrancelha
- Incapacidade de fechar completamente o olho ou de pestanejar (fenómeno de Bell observado apenas na lesão do NLM/paralisia de Bell)
- Olho lacrimejante (lágrimas de crocodilo)

- Incapacidade de fechar os olhos

- Olho doloroso com sintomas de irritação

- Sensibilidade à luz

- Babar pelo canto fraco da boca

- Salivação excessiva ou reduzida (boca seca)

- Incapacidade de alargar a narina

- Perda do paladar nos 2/3 anteriores[rd] da língua.

- Hiperacusia

Embora tenha sido utilizada uma variedade de intervenções de fisioterapia para tratar a parésia do nervo facial (Beurskens et al 2004aement-therapy' vs exercise). A fisioterapia pode ser benéfica para os indivíduos com paralisia de Bell, uma vez que ajuda a manter o tónus muscular dos músculos faciais afectados e a estimular o nervo facial. É importante que os exercícios de reeducação muscular (exercícios de expressão facial) e as técnicas de tecidos moles (massagem) sejam implementados antes da recuperação, de modo a ajudar a evitar contraturas permanentes dos músculos faciais paralisados. Os exercícios de reeducação muscular também são úteis para restaurar o movimento normal.[8]

Por volta dos anos 70, a mimeoterapia foi desenvolvida nos Países Baixos por um ator mímico chamado Jan Bronk e um otorrinolaringologista chamado Pieter Devriese, especificamente para pessoas com paresia do nervo facial, através da colaboração entre médicos clínicos e outros actores mímicos (1977). Duas décadas de experiências positivas em vários centros médicos universitários holandeses moldaram a mimeoterapia na sua forma atual (Beurskens et al 2004b, Beurskens e Heymans 2004). Foi criada para ajudar os pacientes que tinham movimentos faciais limitados ou restritos ou uma falta de controlo dos músculos faciais. Em termos convencionais, a mímica é uma arte performativa que se baseia na expressão e no movimento do corpo para comunicar sem falar. A mímica exige um sentido altamente refinado de controlo corporal e muscular. Durante a terapia de mímica, os doentes realizam uma série de exercícios faciais activos semelhantes à mímica para aumentar a força voluntária dos músculos. Os exercícios de expressão facial mais comuns incluem levantar as sobrancelhas, fechar os olhos, rosnar, sorrir, franzir as sobrancelhas e fazer beicinho em sequências específicas. A combinação de mímica e fisioterapia visa promover a simetria da face em repouso e durante o movimento para controlar a sincinesia. O objetivo da mímica é melhorar a simetria das caraterísticas faciais e ajudar os doentes a recuperar a expressão e o controlo dos seus músculos faciais. A mimeoterapia consiste em automassagem (carícias, effleurage, amassamento dos dedos), alongamentos com exercícios de facilitação, relaxamento, inibição da sincinesia e exercícios de coordenação e expressão emocional.[9,10] Estes exercícios ajudam, através de uma série de padrões de mudanças no movimento facial, a reabilitação facial, ilustrando a plasticidade do sistema neuromotor facial. O cérebro aprende a atribuir novas funções aos neurónios, reduzindo os padrões anormais de movimento e restaurando os padrões adequados de atividade muscular facial para as acções faciais pretendidas.[11]

Para investigar a eficácia da terapia com mímica na redução da assimetria facial em pessoas com paralisia do nervo facial, a hipótese principal de determinado estudo era que a terapia com mímica melhoraria a simetria facial tanto em repouso como durante o movimento voluntário, bem como reduziria a sincinesia, mais do que ser colocado numa lista de espera.

A terapia convencional é o tratamento mais utilizado para a paralisia do nervo facial. Trata-se de um método antigo de tratamento que inclui estimulação eléctrica, técnicas de tapping e modalidades de calor. A estimulação eléctrica estimula (ES) os músculos, os nervos ou uma combinação de ambos. Atualmente, a estimulação eléctrica dos músculos paralisados é amplamente utilizada, pelo menos até ao reaparecimento do movimento voluntário. O nervo facial emite normalmente impulsos eléctricos que dão aos músculos o seu tónus e forma. Quando o nervo facial é danificado, o músculo deixa de receber estas mensagens e, como resultado, os músculos tornam-se fracos e flácidos. A estimulação eléctrica externa pode tentar imitar estes impulsos eléctricos e ajudar a restaurar o tónus muscular.[12] Os efeitos fisiológicos da estimulação são utilizados terapeuticamente para fortalecer os músculos e reduzir o edema. Um estímulo aplicado externamente pode causar a despolarização do nervo e, assim, iniciar um potencial de ação, desde que o estímulo aplicado despolarize a membrana em repouso.[8] O músculo desnervado é estimulado de modo a mantê-lo num estado tão saudável quanto possível enquanto se aguarda a reinervação. O músculo desnervado, que não pode ser exercitado voluntária ou reflexamente, atrofia e enfraquece. No entanto, uma vez que o músculo desnervado pode ser obrigado a contrair-se através da utilização de correntes eléctricas adequadas, talvez essa ativação artificial possa ser adicionada ao exercício e possa evitar a multiplicidade de alterações negativas associadas à desnervação. À medida que o nervo facial recupera, começará a enviar impulsos eléctricos para os músculos faciais e verá o tónus muscular regressar. Se for dada uma estimulação eléctrica externa contínua, a certa altura os músculos ficarão sobre-estimulados. O resultado são músculos curtos, tensos e rígidos que não se conseguem mexer. Os músculos tensos tornam-se dolorosos e podem ter espasmos ou contracções. Pode também causar movimentos indesejados nos músculos do lado afetado da face, conhecidos como sincinesia. O tipo de estimulação eléctrica deve depender da patologia do nervo facial[13.]

O Sistema de Classificação Facial de Sunnybrook (SFGS) foi desenvolvido em Toronto por Ross em 1992. Trata-se de uma escala regional que mede também a sincinesia.[14] As pontuações regionais são ponderadas para a pontuação composta. Baseia-se na avaliação da simetria em repouso, do grau de excursão voluntária dos músculos faciais e do grau de sincinesia associado a um movimento voluntário específico para formar uma única pontuação composta de 0 a 100. As diferentes regiões do rosto são examinadas separadamente, utilizando cinco expressões padrão. Todos os itens do sistema de classificação são avaliados em escalas ordinais. Em primeiro lugar, o médico avalia a simetria do olho, da bochecha (prega nasolabial) e da boca em repouso. São dadas opções em cada item, às quais é atribuído um valor de 0-2, e à soma é atribuído um fator de ponderação de 5. Em segundo lugar, é pedido ao médico que classifique os movimentos faciais durante cinco expressões faciais padrão numa escala de 1-5 (1 = sem movimento, 2 = movimento ligeiro, 3 = excursão ligeira, 4 = movimento quase normal e 5 = movimento normal). Os valores são somados e multiplicados por 4. No terceiro passo, o médico deve classificar a gravidade da sincinesia numa escala de quatro pontos (1 = nenhum, 2 = ligeiro, 3 = moderado e 4 = grave) durante as cinco expressões como no segundo passo. A soma da pontuação da sincinesia recebe o fator de ponderação 1. É totalizada uma pontuação global e as dimensões são combinadas para obter uma pontuação global composta. As pontuações são ponderadas de modo a obter uma pontuação composta de 100 para uma função facial normal e uma pontuação de zero para uma paralisia facial completa.[11,15]

Existem vários tratamentos fisioterapêuticos em prática para o tratamento da paralisia dos sinos, mas faltam provas fortes de que se trata do melhor procedimento de tratamento. Assim, este é um esforço feito para conhecer a eficácia da Mímica Terapêutica juntamente com a terapia convencional ou a eficácia apenas da terapia convencional na melhoria das funções faciais dos doentes com paralisia dos sinos.

Existem alguns estudos de investigação sobre a terapia com mímica, juntamente com a terapia convencional, para melhorar a fraqueza muscular unilateral da face, e estão disponíveis investigações muito limitadas sobre o efeito da terapia com mímica na paralisia de Bell.

Assim, este estudo teve como objetivo analisar a eficácia da terapia Mímica juntamente com a terapia convencional versus a terapia convencional na paralisia de Bell.

Capítulo 1
OBJECTIVOS E FINALIDADE DO ESTUDO

1. Verificar a eficácia da Mímica Terapêutica e da Terapia Convencional em conjunto e apenas da Terapia Convencional em indivíduos com paralisia dos sinos na melhoria das funções faciais.

2. Avaliar o efeito da Mímica Terapêutica e da terapia convencional em conjunto, analisando a pontuação da simetria facial antes e depois da intervenção em indivíduos com paralisia de Bells.

3. Avaliar o efeito da terapia convencional isolada através da análise da pontuação da simetria facial antes e depois da intervenção em indivíduos com paralisia de Bells

Capítulo 2
HIPÓTESE

Hipótese experimental:

Haverá uma mudança significativa na função facial com a terapia Mímica e a terapia convencional na paralisia de Bell.

Na paralisia de Bell, apenas com a terapia convencional, haverá uma alteração significativa da função facial.

Hipótese nula:

Não haverá alterações significativas na função facial com a terapia Mímica e a terapia convencional na paralisia de Bell.

Não haverá alterações significativas na função facial apenas com a terapia convencional na paralisia de Bell.

Capítulo 3
REVISÃO DA LITERATURA

Revisão sobre a paralisia de Bell:

Anthony Zandian, Stephen Osiris, Ryan Hudson(2014):Realizaram uma revisão clínica abrangente da paralisia de Bell, com ênfase nas tendências actuais de gestão, recuperaram a literatura sobre a PB utilizando a Base de Dados Cochrane de Revisões Sistemáticas, PubMed e Google Scholar. As palavras-chave e frases utilizadas durante a pesquisa incluíram "paralisia de Bell", "fenómeno de Bell", "paralisia facial" e "paralisia facial idiopática". A ênfase foi colocada em artigos e ensaios clínicos aleatórios (RCTs) publicados nos últimos 5 anos. A PA é atualmente considerada a principal doença que afecta o nervo facial. Apesar dos avanços nas técnicas de neuro-imagem, o diagnóstico da PB continua a ser de exclusão. Para além disso, a maioria dos doentes com PB recupera espontaneamente no espaço de 3 semanas. O estudo concluiu que os corticosteróides são atualmente o fármaco de eleição quando é necessária uma terapia médica. Na altura da publicação, mostrou que os agentes terapêuticos a longo prazo e os medicamentos adjuvantes para a PA são necessários devido à recorrência e aos casos intratáveis. No futuro, poderão ser necessários grandes ensaios clínicos aleatórios para determinar se a PA está associada a um risco acrescido de AVC.[16]

J. M. K. Murthy e **Amrit B. Saxena (2011)**: Publicaram um artigo sobre a paralisia de Bell: Treatment guidelines, que explicava a incidência, as caraterísticas clínicas, o diagnóstico, o trabalho de diagnóstico, o tratamento e o seu prognóstico. Este estudo explicou que a incidência da paralisia de Bell é de 20-30 casos por 100 000 habitantes e representa 60-70% de todos os casos de paralisia facial periférica unilateral. Ambos os sexos são igualmente afectados e pode ocorrer em qualquer idade, sendo a idade média de 40 anos. A incidência é menor abaixo dos 10 anos de idade e maior em pessoas com mais de 70 anos. Os lados esquerdo e direito são igualmente afectados.[17]

Maurizio Barbara, et al, da Faculdade de Medicina da Universidade Sapienza, Roma (2010): O seu objetivo foi avaliar a validade de uma abordagem de reabilitação precoce para pacientes com paralisia de Bell. Um estudo aleatório envolveu 20 pacientes consecutivos (10 homens, 10 mulheres; com idades compreendidas entre os 35 e os 42 anos) afectados pela paralisia de Bell, classificados de acordo com o sistema de classificação de House-Brackmann (HB) e agrupados com base na realização ou não de reabilitação física precoce. A avaliação foi realizada através da medição da amplitude do potencial de ação motora composto (CMAP), bem como da observação do grau HB inicial e final, nos dias 4, 7 e 15 após o início da paralisia facial. Os pacientes pertencentes ao grupo de reabilitação mostraram claramente uma melhoria global do estado clínico na observação final planeada, ou seja, 15 dias após o início da paralisia facial, sem apresentarem maiores valores de PAMC e concluíram que, quando aplicada numa fase inicial, a reabilitação facial mostrou proporcionar uma melhor e mais rápida taxa de recuperação em comparação com pacientes não reabilitados.[18]

Julian Holland (2008): Afirmou que a paralisia de Bell é caracterizada por uma paralisia aguda, unilateral, parcial ou completa da face. Pode ocorrer com dor ligeira, dormência, aumento da sensibilidade ao som e alteração do paladar. A paralisia de Bell continua a ser idiopática. Afirmou ainda que a incidência é de cerca de 20/100.000 pessoas por ano e de cerca de 1/60 pessoas ao longo da vida. Até 30 % das pessoas com paralisia facial periférica aguda têm outras causas identificáveis, incluindo acidentes vasculares cerebrais, tumores, doenças do ouvido médio e doença de Lyme.[5]

N Julian Holland, Graeme M Weiner (2004): Estudo sobre os recentes desenvolvimentos na paralisia de Bell, em que os médicos de clínica geral no Reino Unido vêem cerca de um doente com paralisia de Bell em cada dois anos. Cada vez mais provas mostram que a forma como o doente é tratado tem um efeito importante no resultado. A paralisia de Bell não tratada deixa alguns doentes com uma disfunção facial grave e uma qualidade de vida reduzida. Alguns doentes foram encaminhados para um especialista e foi efectuada uma coordenação entre especialistas e médicos de clínica geral para que os doentes fossem tratados durante as primeiras 72 horas críticas. Os investigadores analisaram os consensos mais recentes das principais publicações e revisões sistemáticas. Efectuaram também uma pesquisa bibliográfica hierárquica nas seguintes bases de dados: Medline, CINHL, SUM Search, bmj.com, Lancet Neurology Network, Bandolier, Health Technology Assessment, Clinical Evidence e Cochrane Library. Ambos os autores são otorrinolaringologistas com interesse em neurotologia e paralisia facial. O resultado concluiu que a paralisia de Bell é responsável por quase três quartos de todas as paralisias faciais agudas, com a maior incidência no grupo etário dos 15 aos 45 anos. A incidência anual na população do Reino Unido é de cerca de 20 por 100 000, sendo que uma em cada 60 pessoas é afetada durante a sua vida. Os homens e as mulheres são igualmente afectados, embora a incidência seja mais elevada nas mulheres grávidas (45 casos por 100 000).[19]

Erik Peitersen (2002): Estudou a História da Paralisia de Bell: The Spontaneous Course of 2,500 Peripheral Facial Nerve Palsies of Different Etiologies (A evolução espontânea de 2500 paralisias do nervo facial periférico de diferentes etiologias). O Estudo do Nervo Facial de Copenhaga tinha como objetivo explicar o curso espontâneo da paralisia idiopática do nervo facial periférico que ocorre sem qualquer tipo de tratamento. Neste estudo, a paralisia de Bell e a paralisia idiopática são consideradas como uma paresia facial periférica aguda, monossintomática, unilateral e de etiologia desconhecida. O material inclui 2.570 casos de paralisia periférica do nervo facial estudados durante um período de 25 anos. Inclui 1.701 casos de paralisia de Bell e 869 de paralisia não-Bell. Na amostra total de doentes, 116 tinham herpes zoster, 76 eram diabéticos, 46 eram grávidas e 169 eram recém-nascidos. Observou-se um total de 38 etiologias diferentes. Na primeira consulta, foi efectuado um exame padrão, incluindo uma descrição minuciosa do grau e da localização da parésia. O acompanhamento foi efectuado uma vez por semana durante o primeiro mês e, posteriormente, uma vez por mês até ao restabelecimento da função normal ou até 1 ano. Os resultados mostraram que 85% dos doentes recuperaram a função no prazo de 3 semanas e os restantes 15% ao fim de 3-5 meses. Em 71% dos doentes foi obtida uma função mímica normal ligeira. A contratura e os movimentos associados foram encontrados em 17% e 16% dos doentes, respetivamente.[20]

Revisão da terapia convencional (ES)

Alakram P, Puckree T (2010): Realizou um estudo em 16 pacientes para determinar os efeitos da estimulação eléctrica nas pontuações de House-Brackmann na paralisia de Bell precoce. Os pacientes adultos com diagnóstico clínico de paralisia de Bell foram sistematicamente (de dois em dois pacientes) distribuídos pelos grupos de controlo e experimental. Cada grupo (n = 8) foi pré-testado e pós-testado utilizando o índice de House-Brackmann. O estudo concluiu que a estimulação eléctrica, tal como utilizada neste estudo durante a fase aguda da paralisia de Bell, é segura mas pode não ter valor acrescentado em relação à recuperação espontânea e à fisioterapia multimodal.[21]

Sabag-Ruiz E, Osuna-Bernal J, Brito-Zurita (2009): Realizou um estudo transversal analítico sobre o efeito da estimulação eléctrica nervosa transcutânea no prognóstico da paralisia de Bell e selecionou 22 pacientes com paralisia facial periférica. O estudo concluiu que o teste de excitabilidade nervosa para PFP com TENS é seguro e simples de usar em cuidados primários e urgências 22 serviços.[22]

Hyvarinen A, Tarkka IM, Mervaala E (2008): Testou o efeito do tratamento com estimulação eléctrica cutânea em paralisias do nervo facial não resolvidas e uma série de casos-piloto de 10 pacientes consecutivos com paralisia crónica do nervo facial e que receberam estimulação eléctrica transcutânea abaixo do limiar sensorial durante 6 meses para a sua paralisia do nervo facial. Paralisia de origem idiopática ou devido a herpes zoster oticus. Concluíram que o tratamento com estimulação eléctrica transcutânea pode ter um efeito positivo na paralisia do nervo facial não resolvida.[23]

Guo QH, Yan JZ, Yan WS, Xiao MZ (2006): Realizou um estudo sobre o efeito da estimulação eléctrica por impulsos de eléctrodos não invasivos no tratamento da paralisia de Bell, no qual 276 pessoas foram divididas aleatoriamente em dois grupos iguais, um grupo de tratamento e um grupo de controlo. O grupo de tratamento foi tratado com estimulação eléctrica por impulsos de eléctrodos não invasivos e o grupo de controlo com medicamentos de rotina (prednisona, complexo de vitaminas B e pó de Qianzheng), uma vez por dia, durante 10 dias, constituindo um curso. Verificou-se que a taxa de cura e a taxa de eficácia foram de 83,3% e 99,3% no grupo de tratamento e de 48,5% e 88,4% no grupo de controlo, respetivamente, com uma diferença significativa entre os dois grupos (P < 0,05). Concluiu-se que a estimulação eléctrica não invasiva por impulsos de eléctrodos em pontos faciais tem um efeito terapêutico evidente na paralisia de Bell.[24]

Robert Targan RS, Alon G, Kay SL (2000): Realizou uma revisão sistemática para apresentar o efeito da estimulação eléctrica a longo prazo na recuperação motora e na melhoria dos resíduos clínicos em pacientes com paralisia do nervo facial não resolvida. O grupo de estudo incluiu 12 pacientes (idade média 50,4 +/- 12,3 anos) com paralisia de Bell idiopática e 5 pacientes (idade média 45,6 +/- 10,7 anos) cujos nervos faciais foram corrigidos cirurgicamente. As latências de condução nervosa motora, os índices de recuperação facial de House-Brackmann e uma avaliação clínica de 12 itens de resíduos foram obtidos 3 meses antes do início do tratamento, no início do tratamento e após 6 meses de estimulação. Os pacientes foram tratados em casa por períodos de até 6 horas diárias durante 6 meses com um estimulador alimentado por bateria. A intensidade da estimulação foi mantida a um nível submotor durante todo o estudo. Foram utilizados grupos e factores temporais nas análises das 3 medidas de resultados. O resultado do estudo foi que a estimulação eléctrica a longo prazo pode facilitar a inervação parcial em doentes com paresia/paralisia facial crónica. Além disso, é provável que as deficiências clínicas residuais melhorem, mesmo que a recuperação motora não seja evidente.[25]

Farragher D, Kidd GL, Tallis R(1987): Realizou um estudo para determinar a eficácia da estimulação eléctrica em caso de paralisia de Bell e verificou que o tratamento do paciente com o grupo de controlo teve melhores resultados no perfil de recuperação da paralisia facial, demonstrando assim que a estimulação eléctrica melhorou a incapacidade facial.[26]

Revisão sobre mimeoterapia

Mistry Gopi, Sheth Megha, Vyas Neeta (2014): Estudou a comparação do efeito da terapia mímica versus terapia convencional com paralisia aguda de Bell. Foi realizado um estudo quase-experimental. Foi recolhida uma amostra de conveniência composta por 30 participantes, 10 em cada grupo. O Grupo A recebeu terapia com mímica. O Grupo B, terapia convencional e o Grupo C recebeu um programa de exercícios em casa. A simetria facial em repouso e em movimento foi avaliada através da escala de classificação facial de Sunnybrook (FGS) após a conclusão de 10 sessões para cada grupo. No final do tratamento, a resposta ao tratamento foi avaliada pela escala de impressão global de mudança do paciente (PGIC) e, no final de 10 sessões, as pontuações na Sunnybrook FGS mostraram uma diferença significativa entre os grupos. Concluíram que a terapia com mímica melhora a simetria facial e a função mais do que a terapia convencional e o programa domiciliário na paralisia de Bell aguda.[27]

Namura M, Motoyoshi M, Namura Y, Shimizu N (2008). Avaliou o efeito do treino de PNF no perfil facial em 40 adultos com uma idade média de 29,6 anos. Foi efectuada uma série de exercícios de FNP três vezes por dia durante um mês. Concluíram que o treino parecia ser eficaz para afinar a boca e a região submandibular.[28]

Brach-JS; VanSwearingen-JM; Lenert-J; Johnson-PC (1997): Descreveu o resultado do retreinamento neuromuscular facial para sincinesia de sobrancelha para oral e ocular para oral em indivíduos com distúrbios do nervo facial. Catorze pacientes com distúrbios unilaterais do nervo facial e sincinesia oral foram inscritos em fisioterapia para estratégias específicas assistidas por biofeedback de eletromiografia de superfície para reeducação dos músculos faciais e um programa de exercícios em casa de movimentos faciais específicos. Doze dos 13 pacientes com sincinesia da testa para a boca e 12 dos 14 pacientes com sincinesia ocular para a boca reduziram a sua sincinesia com o treino. Concluiu-se que os pacientes com sincinesia sobrancelha-oral e ocular-oral associados à recuperação parcial da paralisia facial foram reduzidos com o retreinamento neuromuscular facial para indivíduos com distúrbios do nervo facial.[29]

Carien H G, Beueskeng, e Peter G Heymans, Rob A B (2003): Estudou a estabilidade dos benefícios da Mimeoterapia em Sequelas de Paresia do Nervo Facial durante um período de 1 ano. Um acompanhamento prospetivo baseado num ensaio clínico aleatório em que um grupo de tratamento é comparado com um grupo de controlo. Participaram 48 pacientes com história de paresia do nervo facial há cerca de 9 meses. As sequelas da parésia do nervo facial foram medidas utilizando os mesmos instrumentos de medição que no ensaio clínico aleatório - os Sistemas de Classificação Facial Sunnybrook e House-Brackmann (HB), os índices de comprimento dos lábios e de beicinho, uma escala de rigidez e o Índice de Incapacidade Facial. Foi analisada a estabilidade do nível de resultados e das diferenças entre pacientes. Dos 46 pacientes que completaram os acompanhamentos, as análises de medidas repetidas de covariância não revelaram diferenças significativas nas pontuações médias ou tendências significativas das medições pós-terapia. Para seis sequelas (exceto HB), 95% das combinações paciente-sequela mostraram uma melhoria imediata após a terapia com mímica. A mimeoterapia foi eficaz em pacientes com paresia do nervo facial e os benefícios são estáveis 1 ano após a terapia[30] .

Carien H G, Beueskeng, Peter G. Heymans (2006): Estudou a terapia Mímica para melhorar a simetria facial em pessoas com paralisia do nervo facial de longa duração. 50 pacientes com paralisia facial há mais de 9 meses foram considerados como sujeitos. O grupo experimental recebeu 3 meses de mimeoterapia, que consistiu em massagem, relaxamento, inibição da sincinesia e exercícios de coordenação e expressão emocional, e o grupo de controlo foi colocado em lista de espera. A simetria facial foi medida utilizando o HBFGS. Após 3 meses de terapia com mímica, o grupo experimental melhorou a simetria facial em comparação com o grupo de controlo. Além disso, o grupo experimental reduziu a gravidade da sua paresia no HBFGS em comparação com o grupo de controlo. Assim, o estudo concluiu que a terapia com mímica melhora a simetria facial e reduz a gravidade da paralisia em pessoas com paralisia do nervo facial.[10]

Manikandan N(2007): O efeito da reeducação neuromuscular facial na simetria facial em doentes com paralisia de Bell, em que 59 doentes foram divididos aleatoriamente em dois grupos: controlo (n = 30) e experimental (n = 29). Os doentes do grupo de controlo receberam medidas terapêuticas convencionais, enquanto os doentes do grupo de reeducação neuromuscular facial receberam técnicas adaptadas a cada doente, em três sessões diárias, seis dias por semana, durante duas semanas. A conclusão foi que a reeducação neuromuscular facial individualizada é mais eficaz na melhoria da simetria facial em doentes com paralisia de Bell do que as medidas terapêuticas convencionais.[31]

Carien Buerskens, Nijmegen, (2004): Realizou um estudo para demonstrar a eficácia da terapia Mímica. Demonstra também a sensibilidade do Sistema de Classificação Facial de Sunnybrook na medição da eficácia da intervenção em pessoas com paresia do nervo facial. Uma melhoria da assimetria em repouso, da simetria dos movimentos voluntários e da sincinesia foi expressa por uma pontuação composta mais elevada do Sistema de Classificação Facial Sunnybrook e uma pontuação mais baixa do Sistema de Classificação Facial House-Brackmann. Os efeitos não dependem da idade, sexo ou duração da paresia. A implicação clínica é que a terapia com mímica é uma boa opção de tratamento para pessoas com paresia do nervo facial de longa duração. O custo da intervenção é relativamente baixo porque a quantidade de apoio profissional é pequena, uma vez que um programa domiciliário é parte integrante do tratamento. O tempo passado com o terapeuta é de apenas cerca de 10 horas. A formação de fisioterapeutas e terapeutas da fala para aplicar a mímica terapêutica é um bom investimento na prestação de cuidados profissionais a pessoas que sofrem o guincho da parésia do nervo facial de longa duração.[32]

Buerskens CH, Heymans PG (2004): Realizou um estudo em 155 pacientes para descrever alterações e estabilidades de sequelas a longo prazo de paresia facial em pacientes ambulatórios que receberam terapia Mímica, uma forma de fisioterapia. As principais medidas de resultado foram (1) deficiências: simetria facial em repouso e durante os movimentos e sincinesia; (2) incapacidades: comer, beber e falar; e (3) qualidade de vida. O estudo concluiu que, durante um período de aproximadamente 3 meses, foram observadas alterações significativas em muitos aspectos do funcionamento facial, tendo a posição relativa dos doentes permanecido estável ao longo do tempo.[33]

Revisão da terapia por exercício para a paralisia de Bell
T.S.Shafahak (2006): Afirmou que a fisioterapia na paralisia de Bell parece ser a terapia térmica superficial local, a massagem, os exercícios, a estimulação eléctrica e o treino de bio feedback no tratamento da paralisia facial motora inferior. Os exercícios activos (em frente ao espelho) previnem a atrofia muscular e melhoram a função muscular. A terapia pelo calor melhora a circulação local e diminui a resistência da pele à estimulação eléctrica, pelo que se pode utilizar a intensidade de corrente mais baixa. Afirmou ainda que a estimulação eléctrica dos músculos visa preservar o volume muscular, especialmente na paralisia completa, e tem também um benefício psicológico, uma vez que o doente observa a contração muscular no seu rosto, o que lhe dá esperança de recuperação da paralisia facial.[34]

Cardoso, Jefferson Rosa, Teixeira, e Elsie Cobra (2008): Efeitos Estudados dos Exercícios na Paralisia de Bell: Revisão Sistemática de Ensaios Clínicos Controlados e Randomizados. Este estudo examinou os efeitos dos exercícios faciais associados ao espelho ou ao biofeedback do eletromiograma (EMG) em relação às complicações da recuperação tardia na paralisia de Bell. Quatro estudos de 132 preencheram os critérios de elegibilidade. Os estudos descreviam mimeoterapia versus controlo (n = 50), exercício de biofeedback em espelho versus controlo (n = 27), "pequenos" movimentos em espelho versus retreinamento neuromuscular convencional (n = 10), e biofeedback EMG + treino em espelho versus treino em espelho isolado. A duração do tratamento variou de 1 a 12 meses. Concluíram que, devido ao pequeno número de ensaios aleatórios controlados, não foi possível analisar se os exercícios, associados ao espelho ou ao biofeedback EMG, eram eficazes.[35]

LM Pereira, K Obara, JM Dias (2015): Estudou a terapia de exercícios faciais para paralisia facial: revisão sistemática e meta-análise. Foi realizada uma revisão sistemática com meta-análise para avaliar os efeitos da terapia de exercícios faciais para a paralisia facial.Foi realizada uma pesquisa nas seguintes bases de dados: Cochrane Controlled Trials Register Library, Cochrane Disease Group Trials Register, MEDLINE, EMBASE, LILACS, PEDro, Scielo e DARE de 1966 a 2010; foram utilizadas as seguintes palavras-chave 'idiopathic facial palsy', 'facial paralysis', 'Bell's palsy', 'physical therapy', 'exercise movement techniques', 'facial exercises', 'mime therapy' 'facial expression', 'massage' e 'randomized controlled trials'. Os critérios de inclusão foram estudos com exercícios faciais, associados ou não a biofeedback de espelho, para tratar a paralisia facial. Foram encontrados 132 estudos, mas apenas 6 cumpriram os critérios de inclusão. Todos os estudos foram avaliados por dois revisores independentes, seguindo as recomendações do Cochrane Collaboration Handbook para avaliação do risco de viés (coeficiente kappa = 0,8). Apenas um estudo apresentou dados suficientes para efetuar a meta-análise, tendo sido encontradas melhorias significativas na funcionalidade do grupo experimental (diferença média padronizada (DMP) = 13,90; intervalo de confiança de 95% (IC) 4,31, 23,49; $P = 0,005$).[36]

Lázaro Juliano Teixeira (2001): Estudaram a eficácia das terapias físicas no desfecho da paralisia de Bell. Pesquisaram no Cochrane Neuromuscular Disease Group Trials Register, no Cochrane Central Register of Controlled Trials, MEDLINE, EMBASE, LILACS, PEDro e CINAHL e selecionaram ensaios clínicos aleatorizados ou quasi-aleatorizados envolvendo qualquer tipo de fisioterapia. Nós incluímos participantes de qualquer idade com diagnóstico de paralisia de Bell e todos os graus de severidade. As medidas de resultado foram: recuperação incompleta seis meses após a randomização, sincinesia motora, lágrimas de crocodilo ou espasmo facial seis meses após o início, recuperação incompleta após um ano e efeitos adversos atribuíveis à intervenção. Os títulos e resumos identificados a partir do registo foram examinados. A avaliação da qualidade metodológica teve em conta o método seguro de aleatorização, a ocultação da alocação, a ocultação do observador, a ocultação do doente, as diferenças na linha de base dos grupos experimentais e a exaustividade do seguimento. Os dados foram extraídos utilizando um formulário de extração de dados especialmente concebido para o efeito. A pesquisa identificou 45 artigos potencialmente relevantes. Seis estudos preencheram os critérios de inclusão. Três estudos avaliaram a eficácia da electroestimulação (294 participantes) e três estudos avaliaram a eficácia dos exercícios (253 participantes). Nenhum dos tratamentos produziu uma melhoria significativamente maior do que o tratamento de controlo ou a ausência de tratamento. As conclusões foram que não há evidência de benefício ou dano significativo de qualquer terapia física para paralisia facial idiopática.[37]

Revisão da fiabilidade e validade das medidas de resultados:

Kanerva M, Poussa T, Pitkaranta A (2008): Estudaram a classificação da aparência e da função facial na paralisia facial periférica (PF). Avaliaram duas escalas de classificação para determinar se uma delas poderia ser superior para utilização na prática clínica quotidiana. Oito doentes com PF gravados em vídeo foram classificados em duas sessões por 26 médicos. A repetibilidade e a concordância para o sistema de classificação facial Sunnybrook (SFGS) foram medidas pelo coeficiente de correlação interclasses e pelo coeficiente de repetibilidade, e para o sistema de classificação facial House-Brackmann (H-B FGS) pela percentagem de concordância e pelos coeficientes kappa. A repetibilidade para o SFGS revelou-se de boa a excelente e para o H-B FGS de razoável a boa, consoante o método estatístico utilizado. A concordância entre médicos para o SFGS foi de moderada a excelente e para o H-B FGS de fraca a razoável. Uma vez que a repetibilidade do SFGS foi, pelo menos, tão boa como a do H-B FGS e mostrou resultados mais fiáveis na concordância entre médicos, estes encorajam a utilização do SFGS em vez do H-B FGS.[38]

Reitzen SDCoulson SE, Croxson GR, Adams RD, O'Dwyer NJ(2005): Os 3 sistemas de classificação da paralisia do nervo facial foram avaliados e comparados com a utilização do coeficiente de correlação intra-classe, para a classificação clínica do movimento voluntário. Existe uma boa correlação entre as classificações dadas nos sistemas de Sydney e Sunnybrook e, dentro de cada sistema, existe uma boa fiabilidade. Embora a fiabilidade do sistema House Brackmann tenha sido elevada, a análise das classificações individuais revelou uma grande variação entre observadores treinados.[11]

Hu WL, Ross B, Nedzelski J. (2001), no seu estudo, verificaram a fiabilidade do Sunnybrook Facial Grading System e concluíram que este é fiável e sensível às alterações clínicas e que fornece uma descrição exacta da função motora facial quando utilizado por utilizadores experientes e principiantes.[39]

Capítulo 4

METODOLOGIA
CONCEPÇÃO DO ESTUDO:
Pré-teste e pós-teste sem controlo, estudo experimental com dois grupos: Grupo A e
Grupo B
CONCEPÇÃO DE AMOSTRAS:
Método de amostragem por conveniência
POPULAÇÃO DO ESTUDO:
Doentes com paralisia de Bell com base nos critérios de inclusão e exclusão
TAMANHO DA AMOSTRA:
O estudo foi efectuado num total de 30 doentes com paralisia de Bell. Foram selecionados 15
indivíduos em cada grupo:
Grupo A e Grupo B
CONTEXTO DO ESTUDO:
Os doentes foram recolhidos na Faculdade de Fisioterapia de Florença, em Bangalore
DURAÇÃO DO ESTUDO:
Estudo de quatro semanas que incluiu 6 sessões numa semana, seguidas de um programa em casa
CRITÉRIOS DE ESTUDO:
Os sujeitos do estudo foram selecionados com base nos seguintes critérios:

Critérios de inclusão:

- Doentes com diagnóstico clínico de paralisia de Bells (paralisia unilateral do nervo facial

  periférico) e duração superior a 3 dias desde o início.

- Faixa etária entre 20 e 40 anos

- Tanto o género masculino como o feminino.

- Tanto do lado direito como do lado esquerdo

Critérios de exclusão:

- Indivíduos com antecedentes de intervenção cirúrgica por paralisia do nervo facial.

- Indivíduos com outras formas de deficiências neurológicas ou perda sensorial na face.

- Indivíduos com dor de qualquer outra origem.

- Indivíduos com qualquer deformidade ou deficiência que exija cuidados médicos.

- Indivíduos com idade inferior a 20 ou superior a 40 anos.

- Doente com antecedentes de síndromes de imunodeficiência.

- Paciente com implantes metálicos.

Parâmetro do estudo:

A função facial será considerada como o parâmetro do estudo.

Ferramentas de medição:
- A Escala de Classificação Facial Sunny Brook será utilizada antes e depois do tratamento.

Materiais utilizados:
- Marquesa de tratamento
- Estimulador elétrico
- Espelho
- Fita de rosca
- Pó
- Caneta e papel

O tabuleiro de tratamento inclui:
- Bandeja de rins
- Eléctrodos de almofada ou de placa e eléctrodos de caneta.
- Leads (2)
- Correias
- Algodão
- Gel
- Taça de água

Procedimento:
Aprovação ética:

Uma vez que este estudo envolve seres humanos, foi obtida autorização ética do Comité de Ética do Florence College of Physiotherapy and hospital, Bangalore, de acordo com as diretrizes éticas.

Consentimento informado (Anexo 2)

Todos os sujeitos que preenchiam os critérios de inclusão foram informados sobre o estudo. Depois de o sujeito concordar em participar no estudo, foi obtido um consentimento informado por escrito (Anexo-ii) dos sujeitos.

Procedimento de aleatorização

Os indivíduos dispostos a participar no estudo foram informados sobre o estudo e a intervenção. A avaliação foi efectuada e a simetria facial inicial foi medida utilizando a Escala de Classificação Facial de Sunny Brook. Os sujeitos foram distribuídos aleatoriamente e atribuídos ao Grupo A e ao Grupo B, com 15 sujeitos em cada grupo, respetivamente. Foram selecionados 30 indivíduos por ordem de chegada e divididos 15 indivíduos no "Grupo A", em que o tratamento que lhes foi atribuído foi a terapia convencional (estimulação eléctrica) juntamente com a terapia com mímica, e 15 indivíduos no "Grupo B", em que o tratamento que lhes foi atribuído foi apenas a terapia convencional (estimulador elétrico).

Procedimento de ocultação:
Os sujeitos não tinham conhecimento de nenhum dos tipos de intervenção e do grupo a que

pertenciam. Ao longo das sessões de tratamento, os sujeitos de ambos os grupos não podiam

interagir entre si e não sabiam que tipo de tratamento recebiam e quais os seus efeitos.

Materiais utilizados:

Marquesa de tratamento, estimulador elétrico, espelho, fita de tapping, gel, caneta e papel, tabuleiro

para rins, correia, almofadas de cotão.

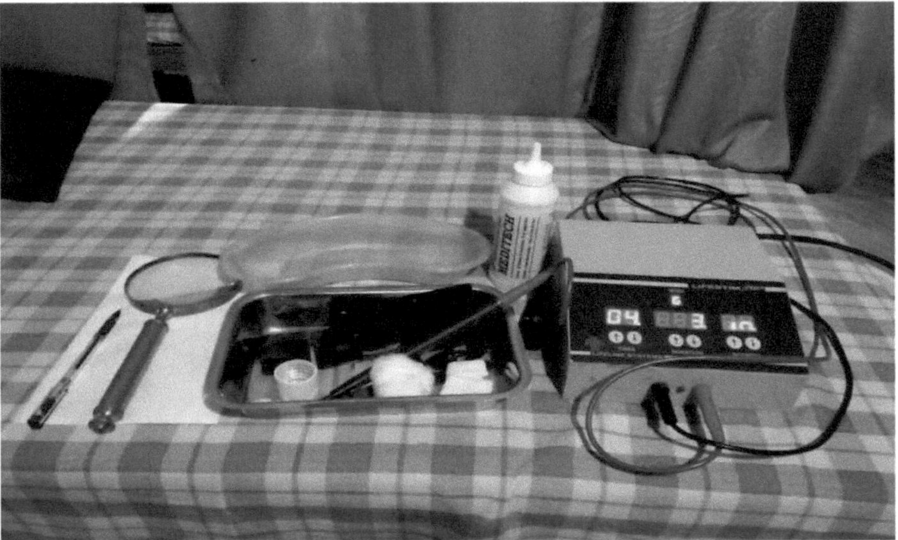

Procedimento de intervenção para o Grupo A e o Grupo B:
Os indivíduos dispostos a participar no estudo foram informados sobre o estudo e a intervenção. Após

a informação, foi obtido o seu consentimento escrito. A avaliação foi efectuada e a simetria facial

inicial foi medida utilizando a Escala de Classificação Facial de Sunny Brook. A avaliação foi

efectuada no dia da admissão e no final do tratamento; o acompanhamento foi feito após 2 semanas

para verificar a recorrência. Os indivíduos foram então distribuídos por dois grupos, 15 em cada

grupo. Os pacientes receberam tratamento até à recuperação e foram excluídos do estudo se tivessem

mais de 4 semanas de tratamento.

Procedimento de intervenção para o Grupo A: Mimo terapia e terapia convencional

Neste grupo, foram selecionados 15 doentes, tendo sido efectuada uma avaliação e calculada a

pontuação pré-intervenção. O tratamento foi iniciado primeiro com a mimeoterapia seguida de

estimulação eléctrica. A mimeoterapia incluía exercícios de alongamento, massagem, exercícios específicos de expressão facial como vogais e consoantes, técnicas de relaxamento e exercícios activos de amplitude de movimentos assistidos[10, 11] . 6 dias por semana durante quatro semanas e os exercícios foram efectuados sob supervisão da seguinte forma:

Os doentes foram obrigados a deitar-se em decúbito dorsal numa posição confortável. A resistência da pele foi reduzida através da limpeza da peça.

o Em primeiro lugar, foram realizados exercícios de alongamento do lado afetado para aliviar os músculos miméticos envolvidos na sincinesia. (Os exercícios de alongamento são indicados para alongar os tecidos musculares faciais encurtados devido a padrões anormais de movimento e até mesmo à proteção dos músculos faciais).

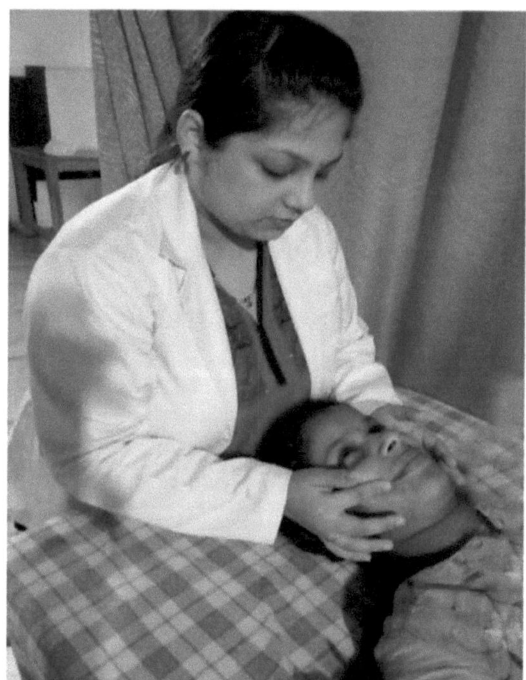

Exercício de alongamento (orbicularis oris) realizado no lado afetado (melhoria do sorriso)

o Em segundo lugar, foi efectuada uma massagem diária no rosto e no pescoço durante 10-15 minutos. A massagem consiste em eflorescer, amassar, acariciar e rolar ambos os lados do rosto. A massagem foi feita de forma unidirecional.

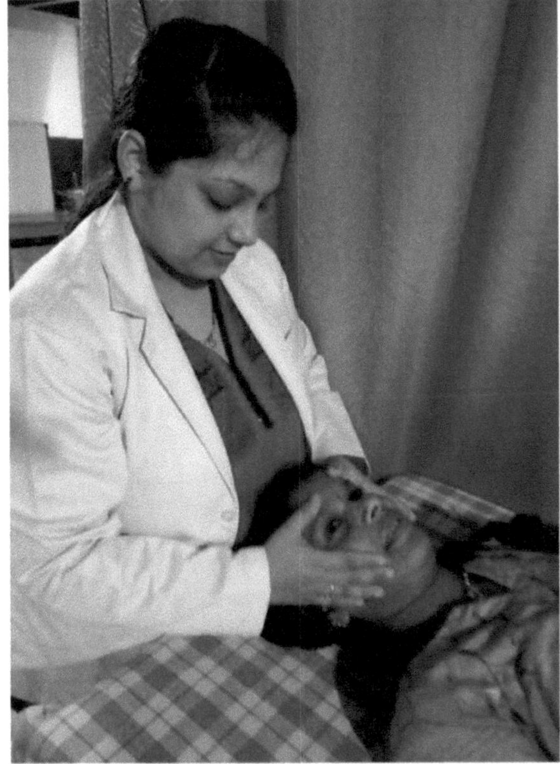

Massagem unidirecional do músculo ocular

o Em terceiro lugar, foram praticados exercícios específicos de expressão facial (rugas na testa, fecho dos olhos, sorriso, rosnado, franzir dos lábios) com variações de amplitude e velocidade e foi utilizado um espelho para feedback, exercícios de fecho dos olhos e dos lábios, consciência dos movimentos dos lábios e da posição da boca para vários sons. As vogais e as consoantes, como o p e o b, foram utilizadas para a posição dos lábios, seguidas de exercícios de expressão como se segue:

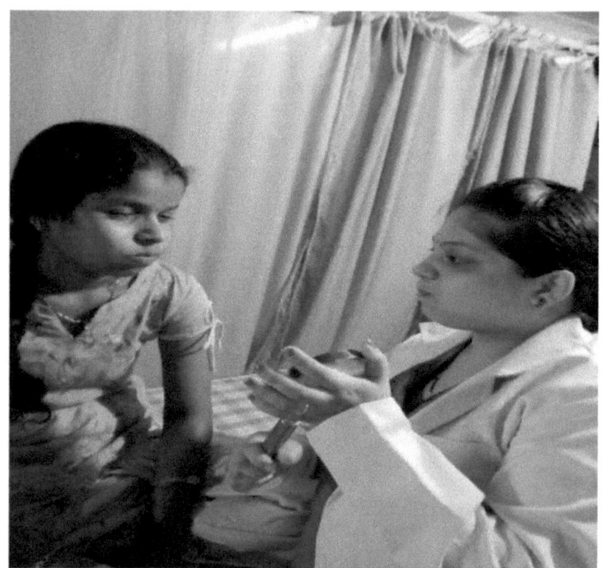

O doente pensou em fazer exercícios de expressão soprando com a ajuda do espelho
O doente é obrigado a sentar-se relaxado em frente a um espelho.

J Levantar suavemente as sobrancelhas com a ajuda do terapeuta, o movimento com os dedos.

J Colocou-se um botão grande num cordel e colocou-se debaixo dos lábios do doente. Pediu-se ao doente que puxasse o fio e o segurasse com os lábios. Mover o botão para o canto direito, puxar e resistir.

J Exercícios para ajudar a fechar o olho :

a. Colocar suavemente a parte de trás do dedo indicador na pálpebra, para manter o olho fechado, com a mão oposta esticar suavemente a sobrancelha para cima, trabalhando ao longo da linha da sobrancelha. Isto ajudará a relaxar a pálpebra e a evitar que fique rígida.

b. Agora tente pressionar suavemente as pálpebras uma contra a outra.

J Enrugar o nariz com o terapeuta a resistir segurando o nariz.

J Tente mover suavemente os cantos da boca para fora, tentando manter o mesmo movimento em cada lado do rosto.[40]

o Os doentes foram aconselhados a fazer apenas 5 repetições de exercícios faciais três vezes por dia nas fases iniciais para evitar a fadiga

o Simultaneamente, foi ensinada ao doente uma técnica de relaxamento que consiste numa combinação de assimetria acentuada da postura facial em repouso (como na categoria de controlo do movimento) com espasmos musculares faciais espontâneos. Foi ensinada aos doentes a técnica de Jacobson e pequenos movimentos rítmicos e alternados para relaxar os músculos.

o O tratamento específico para os doentes na categoria Iniciação incluiu exercícios de tapping e de amplitude de movimento ativa e assistida e prática de movimentos de pequena amplitude para evitar a sobrecarga da função muscular do lado não envolvido da face. Os doentes na categoria Facilitação começaram com exercícios activos e resistivos para aumentar a excursão do movimento facial. A formação inclui a ênfase na importância da prática correta dos exercícios em detrimento da quantidade e a sensibilização para os sinais de alguns padrões de movimento anómalos típicos (sincinesia) que podem desenvolver-se com o aumento do movimento.

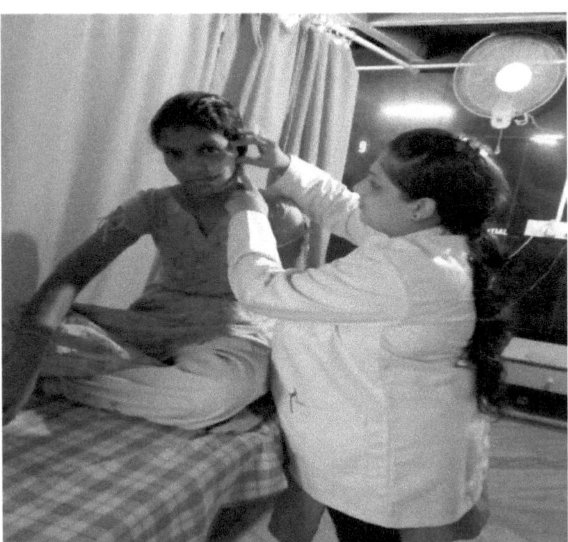

A terapia convencional incluía a estimulação eléctrica. O tipo de estimulação eléctrica foi decidido com base na patologia do nervo facial. A estimulação farádica utilizando impulsos com uma duração de 0,1 - 1 ms e uma frequência de 1 - 2 impulsos/s ou mais. Esta estimulação foi administrada durante 50 - 200 contracções, 3 sessões por semana até à recuperação. Para a estimulação de músculos completamente desnervados, a estimulação galvânica interrompida (IGS) de impulsos triangulares de 100 ms foi administrada a uma frequência de 1 impulso/s durante 30 - 100 contracções/sessões. Durante cada sessão, a estimulação eléctrica pode ser interrompida quando ocorre a fadiga muscular.[41, 42]

Procedimento de intervenção para o Grupo B: Estimulação eléctrica (terapia convencional)

Os sujeitos dispostos a participar no estudo serão informados sobre o estudo e a intervenção. Após a informação, foi obtido o seu consentimento escrito. A avaliação foi efectuada e a simetria facial inicial foi medida utilizando a Escala de Classificação Facial de Sunny Brook. Os sujeitos foram então distribuídos por dois grupos.

Neste grupo, foram selecionados 15 pacientes, tendo sido realizada uma avaliação e calculada a pontuação pré-intervenção. Estes doentes receberam apenas estimulação eléctrica seguida de um programa em casa durante 6 dias por semana, até 4 semanas, com o seguinte procedimento

Os pacientes foram colocados em posição supina, numa posição confortável. A resistência da pele foi reduzida através da limpeza da parte a estimular com água; o elétrodo inativo foi colocado sobre a região cervical e os pontos motores da face foram encontrados. Os músculos importantes da expressão facial estimulados foram:

- Frontalis
- Corrugator supercilli
- Orbicularis oculi
- Dilatador do septo do nariz
- Levadores do lábio superior
- Orbicularis oris
- Bucinador
- Risório
- Depressor anguli oris
- Depressor labii inferioris
- Mentalis[42]

Os parâmetros seguidos para o tratamento foram:

Foi utilizada corrente contínua interrompida (C.C.I.) ou corrente galvânica para estimular os músculos faciais com uma duração de impulso de 100 ms, administrada aos músculos da face, e foi utilizada corrente farádica para cada tronco do nervo facial. Foram dadas 90 contracções a cada

músculo em três sessões e dez contracções a cada tronco do nervo facial. A intensidade foi aumentada

até se obterem contracções mínimas visíveis do músculo. A estimulação eléctrica foi administrada

aos doentes uma vez por dia, seis dias por semana, durante um período de quatro semanas. O

tratamento foi efectuado durante 30 a 40 minutos por secção.[41, 43]

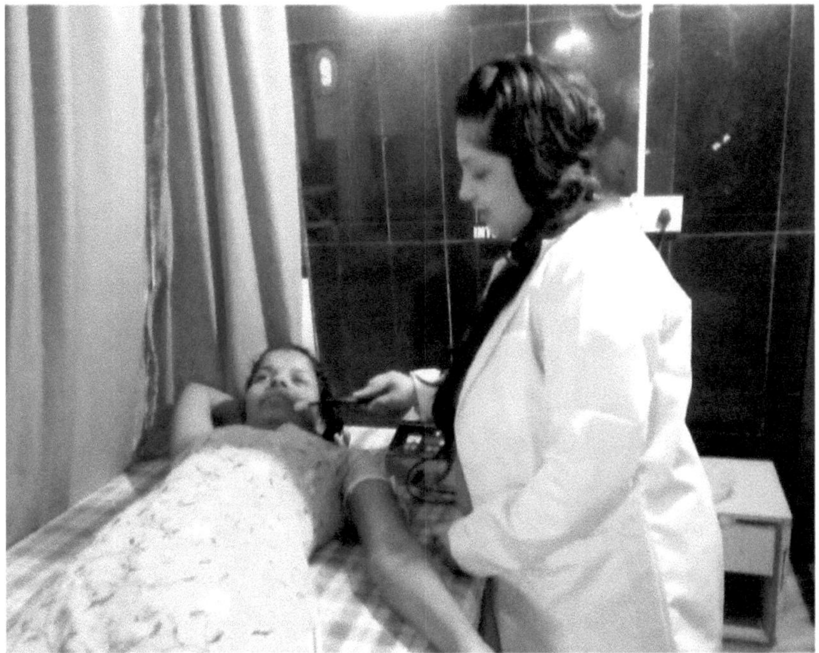

Estimulação dos músculos faciais (levantadores do lábio superior)

Os doentes receberam uma lista de programas domésticos e conselhos de segurança que incluíam
I. Sentar-se descontraidamente em frente a um espelho

Para os olhos

- Levantar suavemente as sobrancelhas
- Juntar as sobrancelhas, franzir as sobrancelhas
- Olhar para baixo e tentar pressionar as pálpebras uma contra a outra
- Enrugar o nariz

Para a boca

- Inspire profundamente pelo nariz, tente abrir as narinas

- Tentar mover suavemente os cantos da boca para fora (sorrir)

- Levantar um canto da boca e depois o outro

- Ler o jornal em voz alta com a boca bem aberta

II.   Peça ao doente para cheirar diferentes variedades de fragrâncias, como pó de café, pó de chá, flores, etc.

III.   Usar óculos e manter a higiene ocular.

IV.   Prevenir as cáries dentárias através da escovagem e do uso do fio dental e manter a higiene oral.

V.   Usar um lenço ou um cachecol ou algodão nas orelhas para evitar a entrada de ar.

VI.   Evite sentar-se ou dormir perto de uma conduta de ar condicionado, por baixo da ventoinha e em zonas frias.

VII.   Levante-se e mexa-se de 2 em 2 horas para estimular o seu corpo.

Medição dos resultados

Os indivíduos de ambos os grupos que participaram no estudo foram avaliados quanto à medição dos resultados, como a sincinesia facial e a função facial, antes do tratamento e após 4 semanas de intervenção, sendo-lhes novamente pedido que analisassem a recorrência. Os doentes serão tratados até à recuperação máxima, mas não serão considerados para efeitos de análise estatística.

Foi utilizada a Escala de Classificação Facial de Sunnybrook (FGS), que mede diferentes regiões como:

- Simetria de repouso
- Simetria do movimento voluntário
- Sincinesia

As pontuações dos domínios da FGS são combinadas para formar uma pontuação composta ponderada de 0 (paralisia flácida completa) a 100 (função normal).

Procedimento para medir a simetria em repouso (RS)

O doente é explicado sobre o procedimento e, em seguida, a avaliação da simetria do olho, da bochecha (prega nasolabial) e da boca em repouso é verificada e pontuada, respetivamente, com base no SFGS, ou seja

As opções de cada item são fornecidas para que seja atribuído um valor de 0-2 e, em seguida, a soma de todos os três é multiplicada por 5, a pontuação conhecida como Pontuação de simetria em repouso

Procedimento para medir a simetria dos movimentos voluntários (SMV)

Nesta etapa, a classificação dos movimentos faciais é efectuada utilizando cinco expressões faciais padrão, tais como (rugas na testa {FRO}, fecho suave dos olhos {OCS}, sorriso de boca aberta{ZYG/RIS}, rosnado {LLA/LLS} e franzir dos lábios {OOS/OOI}) numa escala de 1-5 ($1 =$ sem movimento, $2 =$ movimento ligeiro, $3 =$ excursão ligeira, $4 =$ movimento quase normal e $5 =$ movimento normal). Os valores são somados e multiplicados por 4. A pontuação obtida é conhecida como pontuação de movimento voluntário.

Procedimento para medir a sincinesia (S)

Esta etapa inclui a classificação da gravidade da sincinesia numa escala de quatro pontos ($1 =$ nenhuma, $2 =$ ligeira, 3

$=$ moderado, e $4 =$ grave) durante as cinco expressões, como na segunda etapa. A soma da pontuação

de sincinesia é multiplicada por 1 e a pontuação é conhecida como pontuação de sincinesia.

Procedimento para a pontuação total do SFGS
A pontuação total é calculada subtraindo as três partes: pontuação dos movimentos voluntários,

pontuação da simetria de repouso e pontuação da sincinesia.

Os dados (medidas da função facial) registados antes da intervenção (pré-teste) e no final da quarta

semana (pós-teste) são analisados estatisticamente.

Capítulo 5
ANÁLISE DE DADOS

Métodos estatísticos:

Foi efectuada uma análise estatística comparativa no presente estudo. A função facial foi medida usando a Escala de Classificação Facial de Sunnybrook, e a análise é apresentada como média ± DP. O nível de significância com valor de p <0,05 é considerado estatisticamente significativo.

Testes estatísticos:

- **O teste Qui-Quadrado de Pearson** foi utilizado para analisar a significância das caraterísticas básicas de género, idade e distribuição lateral dos indivíduos estudados

- **O teste de Wilcoxon** foi utilizado para analisar a comparação entre o pré e o pós-tratamento dos indivíduos com paralisia de Bell.

- **O teste "Q" de Mann Whitney** foi utilizado para analisar a comparação entre as variáveis dos dois grupos, Grupo A e Grupo B, antes da intervenção e depois da intervenção, com cálculo da percentagem de alteração.

Software estatístico:

O software estatístico, nomeadamente o SPSS 16.0 (originalmente, Statistical Package for the Social Sciences, mais tarde modificado para Statistical Product and Service Solutions, foi lançado na sua primeira versão em 1968, depois de ter sido desenvolvido por Norman H. Nie, Dale H. Bent e C. Hadlai Hull. Atualmente, na sua versão 20.0, tem o nome oficial de "IBM SPSS Statistics". Para a análise dos dados, foram utilizados os programas Stata 8.0, MedCalc 9.0.1 e Systat 11.0.

gerar gráficos, tabelas, etc. (outros programas são PASW Statistics IBM SPSS Statistics)

Interpretação do valor p da significância:

- Um valor p é calculado para avaliar se os resultados do ensaio são susceptíveis de ter ocorrido simplesmente por acaso (assumindo que não existe uma diferença real entre o tratamento posterior e o tratamento anterior e assumindo, obviamente, que o estudo foi bem conduzido).

- O valor p é a probabilidade de observarmos efeitos tão grandes como os observados no estudo se não houvesse de facto diferença entre os tratamentos. Se p for pequeno, é pouco provável que os resultados tenham surgido por acaso e rejeitamos a ideia de que não há diferença entre os dois tratamentos (rejeitamos a hipótese nula). Se p for grande, a diferença observada é plausivelmente um achado do acaso e não rejeitamos a ideia de que não há diferença entre os tratamentos. Note-se que não rejeitamos a ideia, mas também não a aceitamos: simplesmente não podemos dizer de uma forma ou de outra até que outros factores tenham sido considerados.

Mas o que é que queremos dizer com um valor p "pequeno" (suficientemente pequeno para nos levar a rejeitar a ideia de que não houve realmente qualquer diferença)? Por convenção, os valores de p inferiores a 0,05 são considerados "pequenos". Ou seja, se p for inferior a 0,05, existe uma probabilidade inferior a uma em 20 de que uma diferença tão grande como a observada no estudo possa ter surgido por acaso, se não houvesse realmente uma diferença verdadeira. Com valores de p tão pequenos (ou mais pequenos) dizemos que os resultados do ensaio são estatisticamente significativos (improváveis de terem surgido por acaso). Os valores de p mais pequenos (por exemplo, $p<0,01$) são por vezes designados por "altamente significativos" porque indicam que a diferença observada ocorreria menos de uma vez em cem vezes se não existisse de facto uma diferença verdadeira.

Capítulo 6
RESULTADOS
Quadro 1: Caraterísticas básicas dos indivíduos estudados

	Grupo-A	Grupo B	ENTRE GRUPOS SIG
Nº. DE UNIDADES	15	15	
IDADE MÉDIA±SD	29.5± 4.95	31±5.81	P=0,424 NÃO SIG
	9 (60%)	6(40%)	
	6(40%)	9(60%)	
	7(46.6%)	5(33.33%)	
	8(53.4%)	10(66.67%)	

A tabela acima mostra que no grupo A havia 15 indivíduos com idade média de 29 anos e havia 7 homens e 8 mulheres incluídos no estudo. No grupo B, havia 15 indivíduos com uma média de idades de 31 anos, dos quais 5 eram do sexo masculino e 10 do sexo feminino. Não há diferença significativa na média de idades entre os grupos.

Gráfico 1a: Distribuição etária dos indivíduos estudados

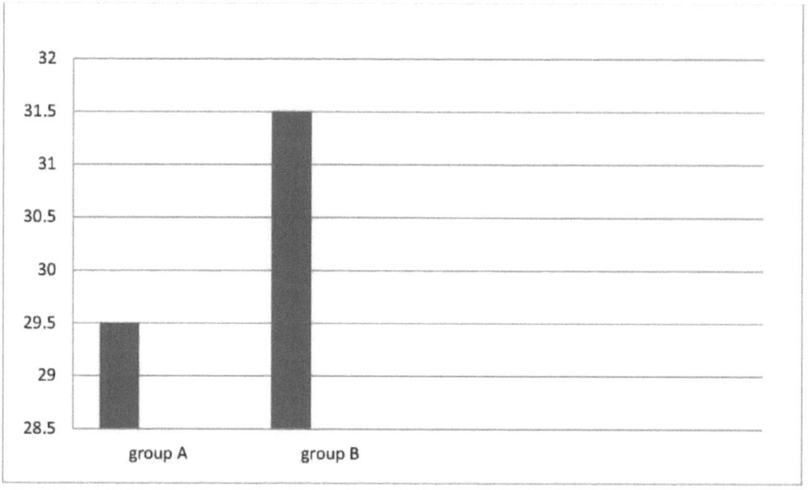

O gráfico acima mostra que no Grupo A havia 15 indivíduos com idade média de 29,5 anos e no Grupo B havia 15 indivíduos com idade média de 31,5 anos. Não existe uma diferença significativa entre as médias de idades dos dois grupos.

<u>**Gráfico 1b: Distribuição por género dos sujeitos do grupo A**</u>

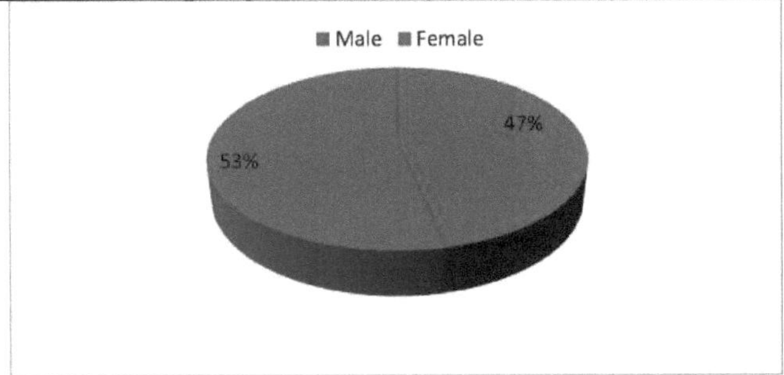

O gráfico acima mostra que 47% dos indivíduos do sexo masculino e 53% dos indivíduos do sexo feminino foram estudados no Grupo A

<u>**Gráfico 1c: Distribuição por género dos sujeitos do Grupo B**</u>

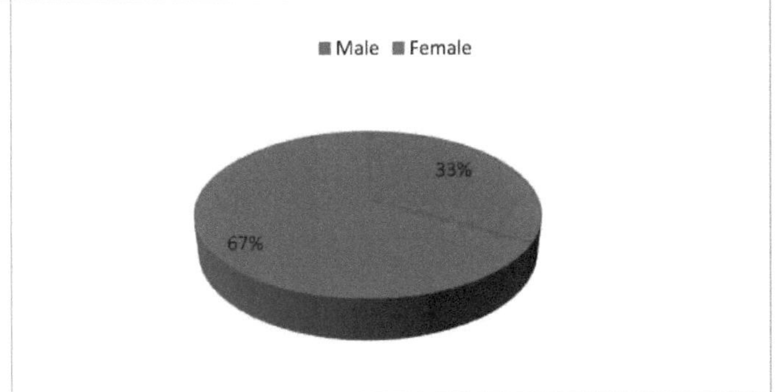

O gráfico acima mostra que 67% dos indivíduos do sexo masculino e 33% dos indivíduos do sexo feminino foram estudados no Grupo B.

<u>**Gráfico 1d: Distribuição lateral da face dos indivíduos com paralisia de Bell**</u>

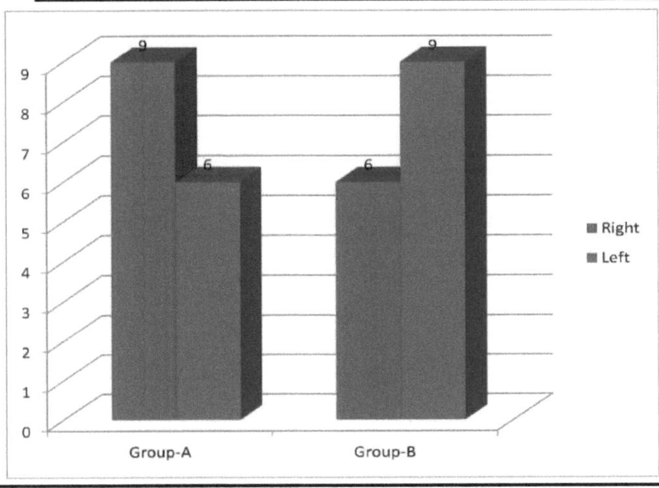

O gráfico acima mostra que, no Grupo A, havia 9 indivíduos com o lado direito afetado e 6 indivíduos

com o lado esquerdo afetado e, no Grupo B, havia 6 indivíduos com o lado direito afetado e 9

indivíduos com o lado esquerdo afetado. Não existe uma diferença significativa entre os lados dos

dois grupos.

Tabela-2: Mostra a média e o DP da Simetria de Repouso (SR)

	Média	N	Desvio Std. Desvio
Pré RS	15.3333[a]	15	1.29099
Correio RS	15.3333[a]	15	1.29099
Pré RS	15.0000[a]	15	.00000
Correio RS	15.0000[a]	15	.00000

- No grupo A, a leitura prévia é de 15,33 com DP 1,290 e, após o tratamento, mantém-se

  igual, ou seja, 15,33 com DP 1,29, o que significa que não há melhorias significativas no

  grupo A.

- No grupo B, a leitura antes e depois é de 15,0 ±0,000, mesmo no grupo B não há uma
  melhoria significativa.

Gráfico 2

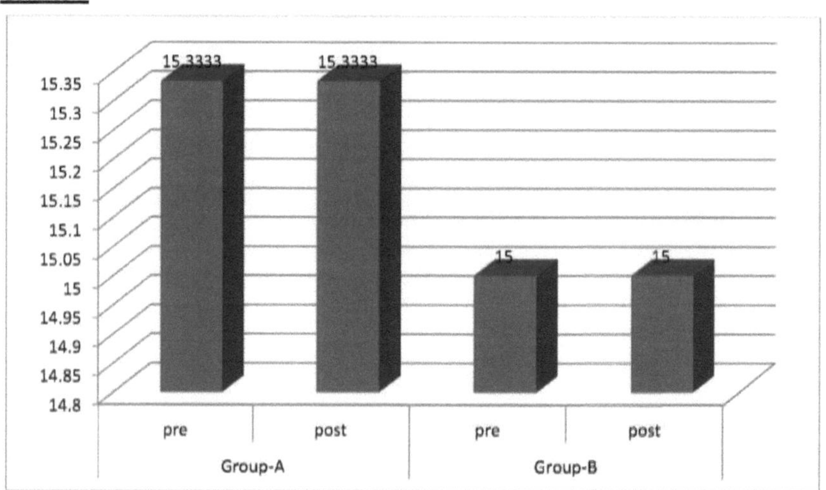

Tabela-3: Mostra a média e o DP da Simetria do Movimento Voluntário (SVM)

SVM	Média	N	Desvio Std. Desvio	Erro Std. Média
Pré SVM	66.9333	15	12.32574	3.18249

Postar SVM	83.4667	15	10.23905	2.64371
pré SVM	75.2667	15	10.43666	2.69473
Postar SVM	86.4000	15	7.37564	1.90438

- No grupo A, a leitura prévia é de 66,93±12,32 e a posterior é de 83,466±10,23.
- No grupo B, a leitura pré e pós é de 75,266±10,43 e 86,4±7,37.

Gráfico 3

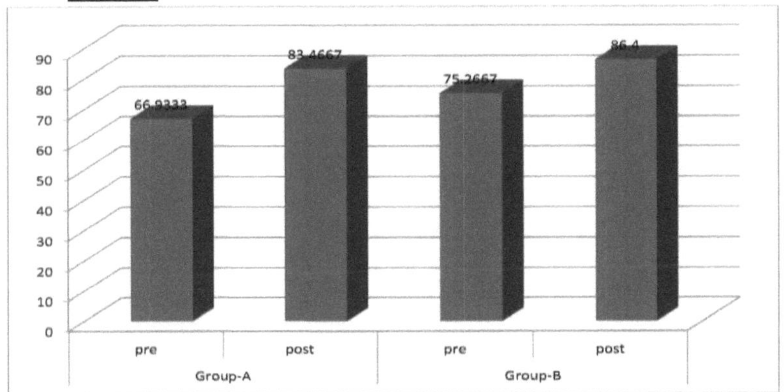

Tabela-3a: Comparação pré-pós em SVM

		Melhoria média	valor z	valor de p	resultado
Grupo-A	Pré SVM - pós SVM	16.53333	3.464	0.001	P<0,05 sig
Grupo B	Pré SVM - pós SVM	11.13333	3.413	0.001	P<0,05 sig

- A comparação pré-pós no SVM mostra que a melhoria média no grupo A é de 16,533 com um valor Z de 3,467. Valor de P 0,001, uma vez que P<0,05 dizemos que existe uma melhoria significativa no grupo A.

- A comparação pré-pós no grupo B mostra uma melhoria média de 11,133, mesmo aqui P<0,05, pelo que o grupo B também mostra uma melhoria significativa.

- Conclusão: Os grupos A e B estão a registar melhorias significativas na SVM

Gráfico - 3a

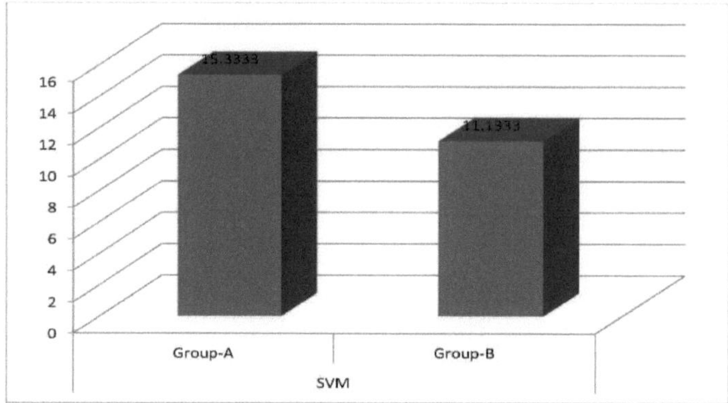

Tabela-4 - tabela que mostra a média e o DP da sincinesia

	Média	N	Desvio Std. Desvio
Pré-lavagem	8.5333	15	2.06559
Lançar SINK	6.0000	15	1.60357
pré-lavagem	8.4000	15	2.02837
pós SINK	6.9333	15	1.86956

- No grupo A Synkinesis, a leitura pré-pós é de 8,533±2,06 e 6±1,60
- No grupo B, as leituras pré e pós da sincinesia são 8,4±2,02 e 6,93±1,86

Gráfico 4

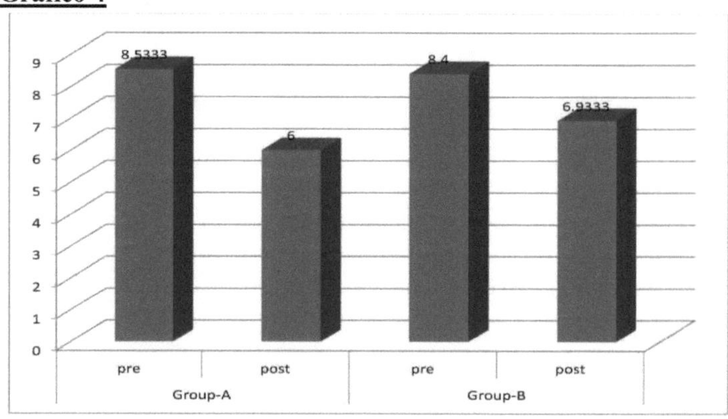

Tabela-4a - Comparação pré-pós da sincinesia

	Melhoria média	valor z	valor de p	resultado

GrupoA	Pré-filtro -pós-filtro	2.53333	3.214	0.001	P<0,05 sig
Grupo B	Pré-filtro -pós-filtro	1.46667	3.326	0.001	P<0,05 sig

- A comparação pré-pós no grupo A mostra uma melhoria média de 2,533 com Z=3,214 e P<0,05.

- O grupo B apresenta uma melhoria média de 1,466 com z=3,326 e P<0,05.

- Por conseguinte, podemos concluir que os grupos A e B registam melhorias significativas na sincinesia.

Gráfico - 4a

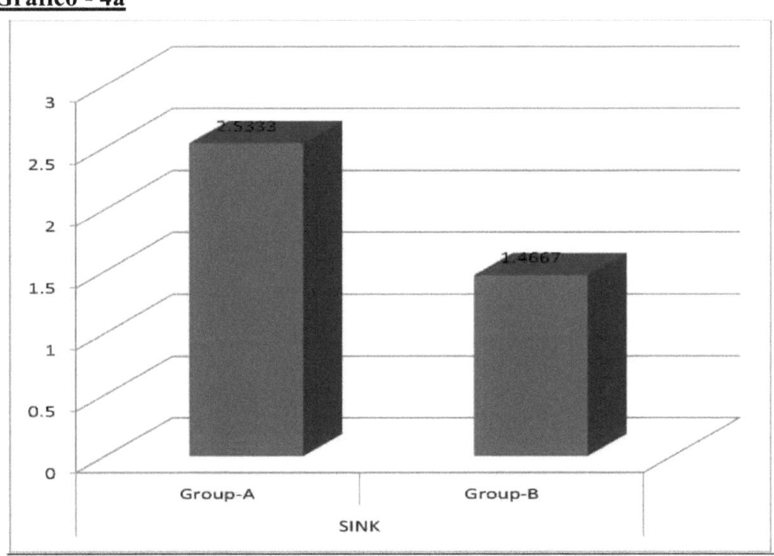

Tabela-5 - Tabela que mostra a média e o DP do SFGS

	Média	N	Desvio Std. Desvio	Erro Std. Média
Pré SFGS	44.6000	15	14.74449	3.80701
Enviar SFGS	62.8667	15	11.33809	2.92748
Pré SFGS	57.4000	15	7.41427	1.91436
Correio SFGS	66.5333	15	8.36546	2.15995

- A leitura prévia do grupo A no SFGS é de 44,6±14,74 e aumentou para 62,86±11,33
- No grupo B, a leitura prévia era de 57,4±7,41 e aumentou para 66,53±8,36

	Melhoria média	valor z	valor de p	resultado
Grupo A				
Grupo B Pré SFGS -pós SFGS	-18.26667	3.416	0.001	P<0,05 sig
Pré SFGS - pós SFGS	-9.13333	3.299	0.001	P<0,05 sig

- A comparação pré-pós no grupo A mostra uma melhoria média de 18,26 com P<0,05
- o grupo B apresenta uma melhoria média de 9,13 com P<0,05
- Por conseguinte, concluímos que ambos apresentam uma melhoria significativa em relação ao SFGS.

Gráfico - 5a

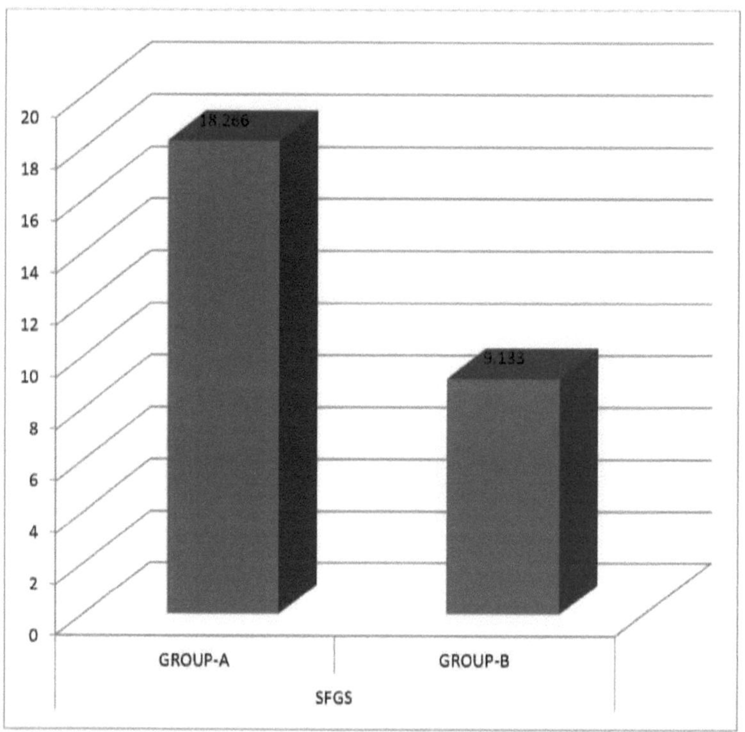

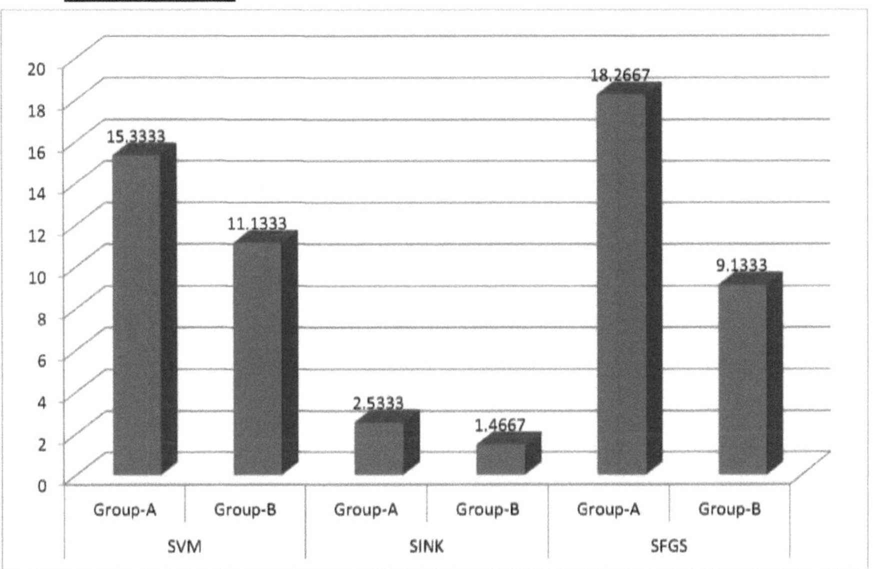

Uma vez que ambos os grupos estão a apresentar melhorias significativas, temos de descobrir qual é

o melhor. Por conseguinte, é efectuada uma comparação entre grupos, cujo resultado é o seguinte

- A comparação entre A e B no SVM mostra P<0,005, a melhoria média é maior no grupo A.

  Por conseguinte, o grupo A é melhor do que o grupo B.

- A comparação entre A e B na sincinesia mostra P<0,05, o que significa que existe uma

  diferença significativa entre o grupo A e B. A melhoria média é maior no grupo A.

- O mesmo que o SFGS mostra que a melhoria média é maior no grupo A

  CONCLUSÃO: Assim, o grupo A apresenta melhores resultados do que o grupo B.

Capítulo 7
DISCUSSÃO

O presente ensaio clínico foi realizado com o objetivo de estudar a eficácia da terapia da mímica, juntamente com a terapia convencional, na melhoria da função facial em doentes com paralisia de Bell aguda. O SBFGS, utilizado para avaliar a gravidade da paresia do nervo facial, inclui três componentes: simetria em repouso, movimentos voluntários e sincinesia. No presente estudo, a assimetria diminuiu em ambos os grupos, mas mais num grupo de terapia de mímica juntamente com terapia convencional do que nos outros. Esta melhoria pode dever-se ao facto de a massagem melhorar a circulação e manter as propriedades musculares. O feedback visual demonstrou controlar as actividades musculares nos músculos faciais. Além disso, a mímica exige um sentido muito apurado do controlo corporal e muscular. Um estudo realizado concluiu que a mimeoterapia demonstrou criar um novo crescimento e aumentar a produção de colagénio e de tecido conjuntivo nos músculos faciais e restaurar a ação dos músculos faciais.

No grupo A, a melhoria da função facial pode dever-se à terapia da mímica e à terapia convencional, que é uma combinação de um movimento ativo com estimulação passiva simultânea que ajuda a restaurar rapidamente a função facial. A mimeoterapia revelou-se eficaz através de um mecanismo neurofisiológico de produção de um sentido de controlo muscular altamente refinado. Esta técnica de tratamento produz uma recuperação total e imediata da função facial. . Um estudo realizado concluiu que a mimeoterapia demonstrou criar um novo crescimento e aumentar a produção de colagénio e de tecido conjuntivo nos músculos faciais e restaurar a ação dos músculos faciais. Um estudo efectuado sobre a eficácia da mimeoterapia em doentes com paresia do nervo facial de longa duração mostra que a mimeoterapia melhora a simetria facial.

De acordo com um estudo de Cronin e Steenerson (2003), os resultados do biofeedback por eletromiografia de superfície revelaram uma melhoria da simetria facial. Ahmad SJ e Rather AH (2012) fizeram um estudo prospetivo da fisioterapia na paralisia do nervo facial e descobriram que a fisioterapia sob a forma de eletroterapia e exercícios faciais tem um papel eficaz na gestão precoce da paralisia facial periférica. Uma vez que a eficácia das alterações terapêuticas difere muito entre os doentes, é essencial que a eficácia dos ensaios meça diretamente a melhoria relacionada com o doente e a sua satisfação com o tratamento.

No grupo B, a melhoria da função facial pode dever-se à estimulação eléctrica, que tem por objetivo aumentar a ativação passiva do músculo através do disparo do ponto motor e da raiz nervosa. O seu movimento rítmico passivo restabelece a função do músculo e ganha controlo, melhorando assim a função facial.

Quando a melhoria da função facial do grupo A foi comparada com a do grupo B, não houve diferença significativa, mas os indivíduos do grupo A apresentaram maior percentagem de melhoria da função facial. Isto pode dever-se ao efeito adicional do movimento ativo, juntamente com a estimulação passiva simultânea no Grupo A, que não existe no Grupo B. A mímica terapêutica, juntamente com a terapia convencional, foi melhor na melhoria da função facial, uma vez que tem o benefício adicional que pode envolver o controlo muscular adicional. A diferença na melhoria pode ser variável, uma vez que a comparação pré-intervenção das médias entre o Grupo A e o Grupo B constatou que não há diferença estatisticamente significativa na RS, SVM e SYN entre os grupos. Portanto, isso também pode interferir nas médias pós-intervenção. A melhoria média do SFGS foi registada no Grupo A.

Os resultados deste estudo baseiam-se em indivíduos com idades compreendidas entre os 20 e os 40 anos com paralisia dos sinos. Por conseguinte, os efeitos não podem ser generalizados a outros grupos etários.

Portanto, com base na análise e nos resultados, o presente estudo constatou que com 4 semanas de terapia Mime junto com a terapia convencional mostrou melhor resultado com valor de P <0,05. Portanto, a terapia de mímica junto com a terapia convencional é uma boa escolha de tratamento para pessoas com paralisia de Bell. Assim, a terapia Mime pode ser usada no tratamento de pessoas com paralisia aguda de Bell para obter melhora na assimetria facial em um período mais curto de tempo.

Por conseguinte, tendo em conta a diferença significativa na medida do resultado, o estudo rejeita a hipótese nula.

CONCLUSÃO

O presente estudo concluiu

1. A terapia com mímica e a terapia convencional em conjunto demonstraram ter efeito na melhoria da função facial e na redução da sincinesia facial em doentes com paralisia de Bell.

2. A terapia convencional por si só também tem efeito na melhoria da função facial e na redução da sincinesia facial em doentes com paralisia de Bell.

3. A combinação da terapia com mímica e da terapia convencional mostrou maior efeito na melhoria da função facial e na redução da sincinesia facial em doentes com paralisia de Bell.

Por conseguinte, recomenda-se que a combinação de ambas as terapias de Mímica, juntamente com a terapia convencional, seja clinicamente benéfica para melhorar a função facial e reduzir a sincinesia facial nos doentes com paralisia de Bell.

<u>LIMITAÇÕES DO ESTUDO</u>

1. Foram considerados para o estudo indivíduos com uma faixa etária pequena, entre os 20 e os 40 anos, pelo que os resultados não podem ser generalizados para a idade individual.

2. Trata-se de um estudo de curta duração em que não foi efectuado um acompanhamento, pelo que os efeitos a longo prazo não são conhecidos.

3. A dimensão da amostra era pequena

<u>RECOMENDAÇÕES PARA INVESTIGAÇÃO FUTURA</u>

1. Deve ser efectuado um estudo mais aprofundado com uma amostra grande

2. São necessários mais estudos para determinar o efeito adicional da terapia convencional juntamente com outras técnicas.

3. Podem ser efectuados estudos adicionais para medir o efeito noutras medidas de resultados.

4. Podem ser efectuados mais estudos com acompanhamento dos efeitos a longo prazo.

RESUMO

Em muitas intervenções de fisioterapia para indivíduos com paralisia de Bell, a terapia convencional é a principal terapia de intervenção. No entanto, as opiniões sobre a eficácia da terapia convencional por si só diferem. Assim, o objetivo deste estudo é comparar a eficácia da terapia da mímica juntamente com a terapia convencional na melhoria da função facial e na redução da sincinesia facial em indivíduos com paralisia de Bell. Com um desenho de estudo experimental com pré-teste e pós-teste sem grupo de controlo, 30 indivíduos com paralisia de Bell foram convenientemente divididos em 2 grupos com 15 indivíduos em cada grupo.

O Grupo A recebeu Mimeoterapia e Terapia Convencional (estimulação eléctrica).

O grupo B recebeu apenas terapia convencional (estimulação eléctrica).

A duração da intervenção foi de 6 dias de sessões de tratamento por semana, durante 4 semanas.

Uma medida de resultados, como a função facial, que incluía a simetria em repouso, o movimento facial voluntário e a sincinesia, foi verificada e pontuada utilizando a Escala de Classificação Facial de Sunnybrook (SFGS) e foi medida antes e depois de 4 semanas de intervenção.

A análise foi efectuada utilizando o teste Q de Mann Whitney para a comparação dos grupos e o teste do sinal de Wilcox para a compressão pré e pós.

O presente estudo concluiu que tanto a terapia com mímica, juntamente com a terapia convencional, como a terapia convencional isolada, demonstraram ter efeito na melhoria da função facial e na redução da assimetria facial. No entanto, a terapia com mímica, juntamente com a terapia convencional, foi considerada clinicamente mais eficaz, com uma maior percentagem de melhoria da função facial e redução da sincinesia facial em indivíduos com paralisia de Bell.

CONCLUSÃO:

O presente estudo concluiu que tanto a terapia da mímica como a terapia convencional e apenas a terapia convencional demonstraram ter um efeito a curto prazo na melhoria da simetria facial e da função facial. No entanto, a terapia com mímica juntamente com a terapia convencional foi considerada clinicamente mais eficaz, com maior percentagem de melhoria da função facial do que a terapia convencional isolada em indivíduos com

paralisia de Bell.

PALAVRAS-CHAVE
Paralisia de Bell, função facial, simetria facial, terapia com mímica, terapia convencional,

escala de classificação facial de Sunny brook, programas em casa.

BIBLIOGRAFIA

Fink B e Penton-Voak. Evolutionary psychology of facial attractiveness (Psicologia evolutiva da atração facial). Direcções actuais da ciência psicológica 2002; 1:154-158.

Heymans PG. O impacto da paresia facial: Mecanismo psicológico. Em Buerskens CHG et al (Eds) The Facial Palsies, Utrecht: Lemma 2005; 335-356.

The Bell's palsy Association, disponível em www.bellspalsy.org.uk

Peitersen E. Bell's Palsy; The spontaneous course of 2,500 peripheral facial nerve palsies of different etiologies".Actaotolaryngolsuppl2002; 549: 4-30.

Lewis P Rowland, Mielkie; Diagnostic reference index of clinical Neurology 1980 .ISBN 0-409-90016-8.

Julian Holland; "Bell's palsy"; Clinical evidence; 2008:01:1204.

Greco A, et al, Bell's palsy and autoimmunity, Autoimmune Rev (2012), doi:10.1016/j.autrev.2012.05.008

Jagmohan Singh, Textbook of Electrotherapy, 1st Edition. Jaypee brothers medical publishers, 2005; 1; 104- 6.

Mistry Gopi S, Sheth Megha S, Vyas Neeta J: Int J Med Res Health Sci. 2014;3(1):133-136 Volume 3 Issue 1 (Jan- Mar) DOI: 10.5958/j.2319-5886.3.1.026 www.ijmrhs.com

Beurskens CH, Heymans PG. (2006). "A terapia mímica melhora a simetria facial em pessoas com paresia do nervo facial a longo prazo: um ensaio controlado randomizado". Aust J Physiotherapy. 52 (3): 177-83.

Coulson S, Croxon G, Adams R e O'Dwyer N (2005) Fiabilidade dos sistemas de classificação facial "Sydney", "Sunnybrook" e "House Brackmann" para avaliar o movimento voluntário e a sincinesia após paralisia do nervo facial. Otolaryngology-Head and Neck Surgery 132: 543-549.

Nelson RM, Currier DP. Clinical Electrotherapy. 2nd ed. Nova Deli: Prentice Hall of India Private Limited; 1991. p 97-104.

Mehta RP, WernickRobinson M, Hadlock TA. (2007). "Validação do Questionário de Avaliação de Sincinesia". Laryngoscope. 117 (5): 923-6.

Berg T.2009.Medical Ata Universitatis upsaliensis Digital Comrehensive Summaries of Uppsala Dissertations from the Faculty of Medicine 460.47pp.Uppsala.ISBN978-91-554-7541-3.

Wei-Li Hu, Brenda Ross e Julian Nedzelski: Department of Otolaryngology, University of Toronto Faculty of Medicine, Sunnybrook & Women's College Health Science Centre, Toronto, Ontário: Reliability of the Sunnybrook Facial Grading System by Novice Users The Journal of Otolaryngology Volume 30, Issue 04, August 2001, Pages 208-209.

Anthony Zandian, Stephen Osiro, Ryan Hudson (2014): O dilema do neurologista: Uma revisão clínica abrangente da paralisia de Bell, com ênfase nas tendências actuais de gestão. Artigos do Medical Science Monitor: Revista Médica Internacional de Pesquisa Experimental e Clínica; Med Sci Monit v.20; 2014, PMC3907546.

J. M. K. Murthy e Amrit B. Saxena (2011) Paralisia de Bell: Diretrizes de tratamento . Os artigos dos Anais da Academia Indiana de Neurologia são fornecidos aqui por cortesia deMedknown Publications, Ann Indian Acad Neurol. 2011 Jul; 14(Suppl1): S70- S72.doi: 10.4103/0972-2327.83092.

Maurizio Barbara, et al, Faculdade de Medicina, Universidade Sapienza, Roma 2010.

N Julian Holland, Graeme M Weiner : Desenvolvimentos recentes na paralisia de Bell BMJ 2004; 329 doi: http://dx.doi.org/10.1136/bmj.329.7465.553 (Publicado em 02 setembro de 2004)Citar isto como: BMJ 2004;329:553.

Erik Peitersen: Paralisia de Bell: The Spontaneous Course of 2,500 Peripheral Facial Nerve Palsies of Different Etiologies, Ata Oto-Laryngologica, Volume 122, Número 7, 2002; DOI:10.1080/000164802760370736.

Alakram P, Puckree T. Effects of electrical stimulation on House-Brackmann scores in early Bell's palsy. Physiotherapy Theory Pract. 2010 Apr 22; 26(3):160-6.

Sabag-Ruiz E, Osuna-Bernal J, Brito-Zurita OR, Gomez-Alcala AV, Ornelas-Aguirre JM. Estimulação eléctrica nervosa transcutânea no prognóstico da paralisia de Bell. Rev Med Inst Mex Seguro Soc. 2009 Jul-Aug; 47(4):413-20.

Hyvärinen A, Tarkka IM, Mervaala E, Pääkkönen A, Valtonen H, Nuutinen J. Cutaneous electrical stimulation treatment in unresolved facial nerve paralysis: an exploratory study. Am J Phys Med Rehabil. 2008 Dec; 87(12):992-7.

Guo QH, Yan JZ, Yan WS, Xiao MZ. Observação da estimulação eléctrica não invasiva com eléctrodos de pulso para o tratamento da paralisia de Bell

Targan RS, Alon G, Kay SL. Effect of long-term electrical stimulation on motor recovery and improvement of clinical residuals in patients with unresolved facial nerve palsy. Otolaryngology Head Neck Surg. 2000 Feb; 122(2):246-52.

Farragher D, Kidd GL, Tallis R. Eutrophic Stimulation for Bell's palsy (Estimulação eutrófica para paralisia de Bell). Clinical Rehabilitation 1987; 1:265-271.

Mistry Gopi , Sheth Megha , Vyas Neeta ;Revista Internacional de Investigação Médica e Ciências da Saúde: Volume 3 Edição 1 (Jan - Mar), Int J Med Res Health Sci. 2014;3(1):133- 136.

Namura M, Motoyoshi M, Namura Y, Shimizu N. The effects of PNF training on the facial profile. J Oral Sci. 2008 ; 50:45-51.

Brach-JS; Van Swearingen-JM; Lenert-J; Johnson-PC. Retreinamento neuromuscular facial para sincinesia oral. Registro 19 de 83 - MEDLINE (R) 1997.

Carien H. G. Beurskens, and Peter G. Heymans Department of Physiotherapy, University Medical Center Nijmegen, Nijmegen; Positive Effects of Mime Therapy on Squeal of Facial Paralysis: Stiffness, Lip Mobility, and Social and Physical Aspects of Facial Disability Otology & Neurotology, Vol. 24, No. 4, 2003 24:677-681 © 2003.

Manikandan N. (2007). "Efeito da reeducação neuromuscular facial na simetria facial em pacientes com paralisia de Bell: um estudo controlado randomizado. ClinRehabil... 21 (4): 338-43.

Carien Beurskens, Departamento de Fisioterapia, Centro Médico da Universidade Radboud de Nijmegen, Nijmegen, Países Baixos (2004)

Beurskens CH (1), Heymans PG: Fisioterapia em pacientes com paresia do nervo facial: descrição dos resultados. Am J Otolaryngol. 2004 Nov-Dez; 25(6):394-400.

Shafahak TS, Essa AY, Bakey FA. Os possíveis factores que contribuem para o sucesso da terapia com esteróides na paralisia de Bell: Um estudo clínico e eletrofisiológico. J LaryngolOtol 1994; 108:940-43.2006.

Cardoso, Jefferson Rosa, Teixeira, Elsie Cobra: Efeitos Estudados dos Exercícios na Paralisia de Bell: Revisão Sistemática de Ensaios Clínicos Controlados e Randomizados; Otology & Neurotology: junho de 2008 - Volume 29 - Edição 4 - pp 557-560 doi:10.1097/MAO.0b013e31816c7bf1.

LM Pereira, K Obara, JM Dias; Jefferson Rosa Cardoso, Departamento de Fisioterapia do Hospital Universitário da Universidade Estadual de Londrina, Av. Robert Koch, 60, Centro. Robert Koch, 60. Londrina PR, Brasil 86038-440. 2016 Release of Journal Citation Reports, Fonte: 2015 Web of science data. ISSN impresso: 0269-2155,ISSN online: 1477-0873.

Lázaro Juliano Teixeira, Departamento de Fisioterapia, 167, Balneário Camboriú, Santa Catarina, 88340-000, Brasil. DOI 10.1002/14651858.CD006283.pub2 . Colaboração Cochrane. Publicado por John Wiley & Sons, Ltd.

Mevin Kanerva : Department of Otorhinolaryngology University of Helsinki Finland PERIPHERAL FACIAL PALSY; ISBN 978-952-92-3376-2 (paperback) ISBN 978-95210-4541-7 (PDF) Yliopistopaino Helsinki 2008.

Hu Hu WL, Ross B, Nedzelski J. Fiabilidade do Sistema de Classificação Facial de

Sunnybrook por utilizadores principiantes. J Otolaryngology 2001; 30:208-11.
V. Parkas, K. Hariohm, P. Vijayakumar e D. Thangjam Bindiya Treino Funcional no Tratamento da Paralisia Facial Crónica Recebido a 23 de novembro,
2010. Aceite em 12 de dezembro de 2011. © 2012 American Physical Therapy Association.
Modlin m, Forsinger E, Hoffer C et.all. Electrical stimulation pf denervated muscle. Artif Organs.2005 Mar;29(3):203-6.
J. Mosforth, M.C.S.P., antigo fisioterapeuta, Departamento de Fisioterapia, Enfermaria Geral de Leeds, e D. Taverner, F.R.C.P., Leitor de Medicina, Universidade de Leeds, da Enfermaria Geral de Leeds: Fisioterapia para a paralisia de bell
Shorde LW. Tratamento dos músculos faciais afectados pela paralisia de Bell com estimulação eléctrica muscular de alta voltagem. J manipulative physiology ther.1993 Jun; 16(5):347-52.

ANEXO
i. <u>FORMULÁRIO DE AVALIAÇÃO:</u>

Nome: **Idade/ Sexo;**

Profissão: **Endereço:**

Chefe Queixas, se for caso disso:

<u>HISTÓRIA:</u>

História passada:
Historial médico:
História Social:
História pessoal:
Historial médico:

OBSERVAÇÃO / CONDIÇÕES ASSOCIADAS

☐ Assimetria facial ☐ Sincinesia☐   Otorréia ☐ Dor de cabeça

☐ Visão turva☐   Baba ☐ Otalgia ☐ Vertigem

☐ Lacrimação☐   Perturbação do paladar☐   Zumbido Audição

☐ Fenómeno de Bell ☐ Paratestesia

AVALIAÇÃO DA DOR:

Duração da dor: Local da dor:
Tipo de dor: Intensidade da dor:

<u>SOBRE A PALPAÇÃO:</u>

Temperatura:
Espasmo dos músculos:
Ternura:

<u>EXAME:</u>
<u>FORÇA MUSCULAR FACIAL</u>

MÚSCULOS				
Frontalis				
Corrugator supercilli				
Orbicularis occuli				
Dilatador do septo do nariz				
Levadores do lábio superior				
Orbicularis oris				
Bucinador				
Risório				
Depressor anguli oris				
Mentalis				

Legenda: F: Funcional, WF: Funcional fráco, NF: Não funcional, O: Ausente

<u>ESTADO FUNCIONAL:</u>

LISTA DE PROBLEMAS	
Dor	
Dificuldade em fechar os olhos	
Olho seco	
Dificuldade em comer e beber	
Perda de sensibilidade	
Dificuldade com as expressões faciais	

PLANO DE TRATAMENTO:

ANEXO
ii FORMULÁRIO DE CONSENTIMENTO

Fui informado(a) sobre os procedimentos e o objetivo do estudo. Compreendi que mantenho o

direito de recusar o meu consentimento em qualquer altura durante o estudo sem afetar

negativamente o meu corpo/saúde. Estou ciente de que não serei reembolsado por participar neste

estudo, que é independente de qualquer outra atividade. Posso estar a participar no centro.

Eu _______________________________________ , abaixo assinado, dou o meu consentimento para

ser um

participante nesta investigação/programa de estudo/ensaio clínico.

Assinatura do InvestigadorAssinatura			do sujeito

Data:						(Nome e endereço)

iii. GRÁFICO DE DADOS PRÉ-INTERVENÇÃO

Sl	idade	lado e	gen der			RS						SVM								Synk						
não				olho	bochec ha	boca	total	Totalx5	FRO	OGC	ZYG	LLA	OOS	Total	Totalx4	FRO	OGC	ZYG	LLA	OOS	Totalxl	SFGS
1	24	R	M	1	1	1	3	15	4	4	4	3	3	18	72	2	2	2	1	1	5	52
2	31	L	M	1	1	1	3	15	4	4	4	4	4	20	80	2	2	2	2	2	10	55
3	26	L	M	1	1	1	3	15	4	4	3	3	3	17	68	2	2	2	2	2	10	43
4	24	L	M	1	1	1	3	15	3	4	4	3	3	17	68	2	2	2	2	2	10	43
5	29	R	M	1	1	1	3	15	4	4	4	4	4	20	80	1	1	2	2	2	8	57
6	21	R	M	1	1	1	3	20	2	2	2	2	2	10	40	2	2	2	2	2	10	10
7	28	L	M	1	1	1	3	15	3	3	3	3	3	15	60	2	2	2	2	2	10	40
8	26	R	F	1	1	1	3	15	4	3	3	3	3	16	64	1	1	1	1	1	5	44
9	37	R	F	1	1	1	3	15	3	3	3	2	2	13	52	2	2	2	1	1	8	29
10	32	R	F	1	1	1	3	15	4	4	4	3	3	18	72	2	2	1	1	1	7	50
11	28	R	F	1	1	1	3	15	4	4	3	3	3	17	68	2	2	2	2	2	10	43
12	34	L	F	1	1	1	3	15	3	3	2	2	2	12	48	2	2	2	2	2	10	23
13	39	L	F	1	1	1	3	15	4	4	4	4	4	20	80	2	2	2	2	2	10	55
14	32	R	F	1	1	1	3	15	3	4	3	4	4	18	72	2	2	2	2	2	10	47
15	30	R	F	1	1	1	3	15	4	4	4	4	4	20	80	1	1	1	1	1	5	60
16	26	R	M	1	1	1	3	15	4	4	4	3	3	18	72	2	2	2	1	1	8	49
17	28	L	M	1	1	1	3	15	3	4	3	4	4	18	72	2	2	2	2	2	10	47
18	39	L	M	1	1	1	3	15	4	4	4	4	4	20	80	2	2	2	2	2	10	49
19	25	L	M	1	1	1	3	15	4	4	4	4	4	20	80	1	1	1	1	1	5	60
20	29	R	M	1	1	1	3	15	3	4	4	3	3	17	68	2	2	2	2	2	10	60
21	34	L	F	1	1	1	3	15	4	2	3	3	3	15	80	1	1	1	1	1	5	60
22	28	R	F	1	1	1	3	15	5	4	4	4	3	20	80	2	2	2	1	1	8	61
23	34	L	F	1	1	1	3	15	3	3	3	3	3	15	60	2	2	2	2	2	10	40
24	22	L	F	1	1	1	3	15	3	1	1	1	1	15	60	2	2	2	2	2	10	58
25	40	L	F	1	1	1	3	15	3	4	3	4	4	18	72	2	2	2	2	2	10	60
26	38	L	F	1	1	1	3	15	3	3	4	4	4	18	72	2	2	2	2	2	10	55
27	37	R	F	1	1	1	3	15	4	4	4	4	4	20	80	1	1	1	1	1	5	55
28	28	R	F	1	1	1	3	15	4	4	4	4	4	20	80	2	2	2	2	2	10	70
29	33	R	F	1	1	1	3	15	4	4	4	4	4	20	80	2	2	1	1	1	7	65
30	24	L	F	1	1	1	3	15	4	4	4	4	4	20	80	2	2	2	1	1	8	61

ANEXO
Sistema de classificação facial Sunnybrook

SIMETRIA DE REPOUSO	SIMETRIA DO MOVIMENTO VOLUNTÁRIO							SINCINESE				
Comparado com o lado normal	Grau de excursão muscular em relação ao lado normal							Classifique o grau de Contração Muscular Involuntária associado a cada expressão				
	Expressões padrão	Não mvmt	Ligeiro movimento	Mvmt suave	A transferência está quase concluída	Concluído	Pontuação total	Nenhum	Mil d	Taxa de modo	Sete anos	Sco re
	Testa Rugas (FRO)	1	2	3	4	5						
	Fecho suave dos olhos (OGS)	1	2	3	4	5						
	Sorriso de boca aberta (ZYG/RIS)	1	2	3	4	5						

Snarl (LLA/LLS)	1	2	3	4	5					
Enrugar os lábios (OOS/ODI)	1	2	3	4	5					

Pontuação do movimento	Total voluntárioTotal*4	Pontuação de sincinesia

Pontuação de mvmt voluntário □ - Pontuação de simetria em repouso □ - Sincinesia □ = Pontuação composta □

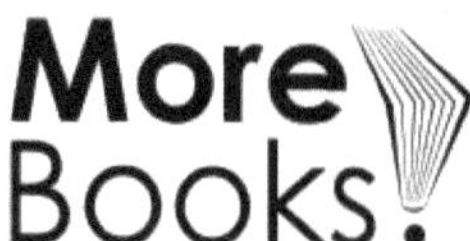

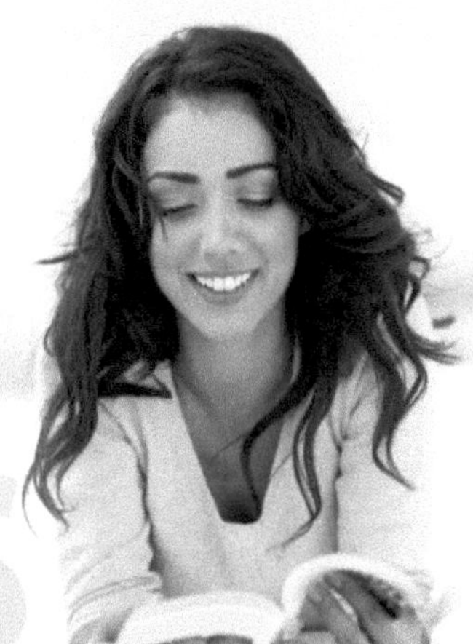

I want morebooks!

Buy your books fast and straightforward online - at one of world's fastest growing online book stores! Environmentally sound due to Print-on-Demand technologies.

Buy your books online at
www.morebooks.shop

Compre os seus livros mais rápido e diretamente na internet, em uma das livrarias on-line com o maior crescimento no mundo! Produção que protege o meio ambiente através das tecnologias de impressão sob demanda.

Compre os seus livros on-line em
www.morebooks.shop

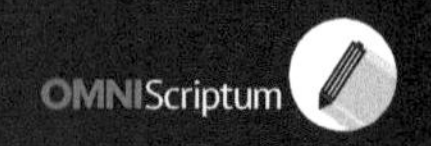

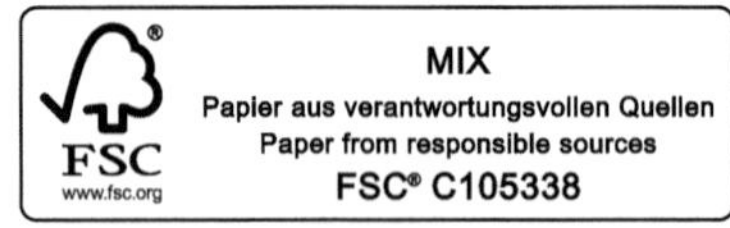

MIX
Papier aus verantwortungsvollen Quellen
Paper from responsible sources
FSC® C105338

Printed by Books on Demand GmbH, Norderstedt / Germany